LEITURA DO PRONTUÁRIO

LEITURA DO PRONTUÁRIO

Avaliação e Conduta com o Recém-Nato de Risco

Segunda Edição

Organizadores

Elizabeth Crepaldi de Almeida
Mestrado em Distúrbios da Comunicação pela PUC-SP
Doutorado em Psicologia Educacional pela UNICAMP
Professora Titular do Curso de Fonoaudiologia da PUC-Campinas

Lucinéia Cortes Modes
Fonoaudióloga Graduada pela PUC-Campinas
Mestrado em Distúrbios da Comunicação pela PUC-SP
Coordenadora e Professora do Curso de
Especialização em Disfagia da Faculdade de Medicina do ABC
Coordenadora Técnica do Serviço de Fonoaudiologia do Complexo Hospitalar de SBC
MBA em Gestão em Saúde pela FGV de São Paulo

Nelson de Almeida Filho
Médico Graduado pela Universidade de Taubaté – UNITAU
Residente R3 em Oftalmologia pela Santa Casa de Limeira – SP

Prefácio
Drauzio Viegas
Professor de Pediatria e Puericultura da Faculdade de Medicina do ABC de 1974 a 2011
Professor Emérito da Faculdade de Medicina do ABC em 2014

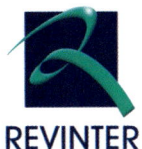

REVINTER

Leitura do Prontuário – Avaliação e Conduta com o Recém-Nato de Risco, Segunda Edição
Copyright © 2016 by Livraria e Editora Revinter Ltda.

ISBN 978-85-372-0645-4

Todos os direitos reservados.
É expressamente proibida a reprodução
deste livro, no seu todo ou em parte,
por quaisquer meios, sem o consentimento,
por escrito, da Editora.

Contato com as autoras:
ELIZABETH CREPALDI DE ALMEIDA
nelson_almeida@uol.com.br

LUCINÉIA CORTES MODES
rmmodes@terra.com.br

CIP-BRASIL. CATALOGAÇÃO-NA-FONTE
SINDICATO NACIONAL DOS EDITORES DE LIVROS, RJ

A446L
2. ed.

    Almeida, Elizabeth Crepaldi de
        Leitura do prontuário : avaliação e conduta com o recém-nato de risco / Elizabeth Crepaldi de Almeida, Lucinéia Cortes Modes, Nelson de Almeida Filho. - 2.ed. - Rio de Janeiro : Revinter, 2016.
        il.

    Inclui bibliografia e índice
    ISBN 978-85-372-0645-4

    1. Registros médicos. 2. Recém-nascidos - Doenças. 3. Fonoaudiologia - Prática. I. Modes, Lucinéia Cortes. II. Almeida Filho, Nelson de. III. Título.

15-23099   CDD: 651.504261
                                  CDU: 614.2

A responsabilidade civil e criminal, perante terceiros e perante a Editora Revinter, sobre o conteúdo total desta obra, incluindo as ilustrações e autorizações/créditos correspondentes, é do(s) autor(es) da mesma.

Livraria e Editora REVINTER Ltda.
Rua do Matoso, 170 – Tijuca
20270-135 – Rio de Janeiro – RJ
Tel.: (21) 2563-9700 – Fax: (21) 2563-9701
livraria@revinter.com.br – www.revinter.com.br

Prefácio

UM EXEMPLO A SEGUIR

Conhecer na íntegra o prontuário de um paciente hospitalizado ou atendido em ambulatório é uma dificuldade vivida pela maioria das equipes inter ou multidisciplinares. No cotidiano, no momento de sua avaliação ou na realização de um procedimento, o prontuário é consultado rapidamente em busca de informações que orientem a conduta a ser adotada.

Em especial no tocante ao recém-nascido, isto pode levar a erros graves. Nele, tudo é importante: os antecedentes familiares, gestacionais e obstétricos, como nasceu, seu peso, altura, perímetros, possíveis patologias, evolução clínica ou cirúrgica, sua avaliação neonatal, alimentação, detalhes que o tornaram um ser único e especial pelas dificuldades em seu atendimento.

Se, por um lado, o desenvolvimento de conhecimentos e tecnologia científica nas maternidades, unidades de terapia intensiva e ambulatórios possibilitou a maior sobrevivência e melhor qualidade de vida destas crianças, surgiu, no entanto, maior dificuldade em sua assistência, pela complexidade de equipes e recursos utilizados pelos obstetras, neonatologistas, cirurgiões, enfermeiras, fonoaudiólogos, fisioterapeutas, psicólogos, terapeutas ocupacionais, voluntários – cada um com suas particularidades, embora procurando preservar, sempre, o necessário espírito de equipe. Será, porém, que todos conhecem bem o que os outros estão fazendo? Nem sempre.

Procurando resolver este problema, as fonoaudiólogas Elizabeth Crepaldi de Almeida e Lucinéia Cortes Modes, com um grupo excepcional de colaboradoras, publicam a *Leitura do Prontuário*, procurando explicar minuciosamente, porém com simplicidade, todos os dados encontrados na ficha do recém-nascido de risco, facilitando o seu entendimento por quem o manuseie ao ser programada a conduta específica.

Diversos aspectos são abordados: a ficha neonatal, com explicação detalhada das siglas, terminologia e patologias, avaliação e intervenção fonoaudiológica em recém-nascidos de alto risco com dificuldades na dieta via oral, considerações da avaliação e videofluoroscopia da disfagia em Pediatria, avaliação audiológica do recém-nascido, condutas de orientação em um grupo de alta hospitalar de parturientes e de um grupo de orientação a pais de recém-nascidos internados, terminando com orientações a pais de crianças com refluxo gastroesofágico.

Como se vê, não é apenas a leitura detalhada do prontuário do recém-nascido de risco, mas uma série de condutas fonoaudiológicas, de forma simples, por vezes até coloquial, revelando uma profunda experiência no assunto.

É um excelente exemplo a ser seguido por outros profissionais, para se entender como se trabalha em uma equipe interdisciplinar. Parabéns!

Drauzio Viegas

Apresentação

Ao produzir um livro, mesmo quando trabalhamos para atingir um público específico, pode acontecer de alcançarmos outros segmentos não previstos inicialmente. Não sabemos se será o caso deste livro, mas acreditamos que ele servirá como roteiro básico não só para a área de Fonoaudiologia, mas também para Psicologia, Fisioterapia, Terapia Ocupacional, entre outras áreas da saúde.

Isto deve acontecer principalmente com relação ao primeiro capítulo que nasce de esforços em conjunto de fonoaudiólogos, neonatologistas e obstetras, para fins de abordar, detalhadamente, siglas, terminologia e patologias que rotineiramente são encontradas na ficha neonatal hospitalar.

Entender a ficha neonatal é fundamental para que o estudante possa atuar e atender às necessidades do RN internado.

Já no segundo capítulo, inseriu-se a temática Retinopatia da Prematuridade, com enfoque na etiologia e no tratamento.

No terceiro capítulo, intervenção fonoaudiológica em recem-nascidos prétermo com enfoque na amamentação, tem-se a preocupação em auxiliar os profissionais da Fonoaudiologia a organizar e normatizar a avaliação e o atendimento aos recém-nascidos de risco nas Unidades de Cuidados Neonatais, evidenciando que o aleitamento materno é possível.

O próximo capítulo, de número quatro, trata de revisão bibliográfica, evidenciando as técnicas de estimulação sensório-motora intra e extraoral em prematuros.

Em seguida, na área da Disfagia em Pediatria, quinto capítulo, existe, primeiramente, a preocupação das autoras em definir o termo DISFAGIA e os antecedentes de risco na população infantil. Aborda, minuciosamente, a avaliação clínica da disfagia por meio de um protocolo. Neste capítulo também encontramos uma descrição do exame objetivo mais utilizado atualmente para avaliar a deglutição: a videofluoroscopia.

A disfagia na infância, descrevendo a etiologia, a sintomatologia, a avaliação e o tratamento fonoaudiológico, está descrita no sexto capítulo.

Os primeiros meses de vida são essenciais para o desenvolvimento das conexões das vias auditivas. Privações aos estímulos sonoros levam a prejuízos de caráter linguístico, cognitivo e social, e, portanto, a avaliação audiológica do recém-nascido é fundamental. A descrição de alguns exames utilizados para este fim é apresentada no Capítulo 7.

Finalmente, muitos destes RN internados desenvolvem refluxo gastroesofágico, e os pais necessitam de orientação clara, objetiva e "divertida" sobre tal assunto, principalmente quando seus filhos saem do ambiente hospitalar, o que é muito trabalhado no Capítulo 8.

A experiência de duas fonoaudiólogas, evidenciando as diferenças de condutas de orientação em grupo de alta hospitalar de parturientes de recém-nascidos sadios e de um grupo de orientação a pais de recém-nascidos internados, é apontada no Capítulo 9.

Entendemos que este livro representa um pouco do que se tem feito em termos de avaliação e conduta com recém-nascidos de risco e que também há muito que se construir neste sentido.

Elizabeth Crepaldi de Almeida
Lucinéia Cortes Modes
Nelson de Almeida Filho

Colaboradores

ALESSANDRA GIERWIATOWSKI
Fonoaudióloga pela PUC-Campinas

ALINE DE MORAIS ARIETA CORRER
Doutorado em Saúde Coletiva pelo Programa de Pós-Graduação em Saúde Coletiva da Faculdade de Ciências Médicas da Universidade Estadual de Campinas – UNICAMP

CRISTINA ZERBINATI CARRO
Fonoaudióloga pelo Centro Universitário São Camilo – São Paulo, SP
Pós-Graduada em Motricidade Orofacial com Ênfase em Ambiente Hospitalar pela Faculdade de Medicina do ABC – Santo André, SP e em Administração Hospitalar pelo Centro Universitário São Camilo – São Paulo, SP
Especialização em Disfagia pelo Conselho Federal de Fonoaudiologia
Atualmente Mestranda em Ciências da Saúde pela
Faculdade de Medicina do ABC
Fonoaudióloga do Hospital Anchieta – Complexo Hospitalar de São Bernardo do Campo, SP

DANIELA RODRIGUES DELICADO
Fonoaudióloga pela PUC-Campinas

DENISE LOPES MADUREIRA
Fonoaudióloga
Integrante do Comitê de Disfagia do Conselho Federal de Fonoaudiologia

ELIZABETH CREPALDI DE ALMEIDA
Mestrado em Distúrbios da Comunicação pela PUC-SP
Doutorado em Psicologia Educacional pela UNICAMP
Professora Titular do Curso de Fonoaudiologia da PUC-Campinas

ESTELA MARA MONTEIRO TERRA
Residência em Pediatria pelo Hospital Maternidade de Campinas
Residente em Neonatologia pela UNICAMP
Neonatologista do Hospital Estadual de Sumaré da UNICAMP e Hospital Maternidade Albert Sabin

ESTHER FERREIRA LEMES
Fonoaudióloga pela Pontifícia Universidade Católica de Campinas

FLÁVIA SALES GUTIERREZ
Fonoaudióloga pela PUC-Campinas

FRANCISCA CANINDÉ ROSÁRIO DA SILVA ARAÚJO
Fonoaudióloga pela PUC-Campinas
Especialista em Saúde Pública pela Universidade de Ribeirão Preto, SP
Professora do Curso de Fonoaudiologia da
Universidade da Amazônia – Unama

KAREN FONTES LUCHESI
Fonoaudióloga e Doutorado em Saúde Coletiva pela
Universidade Estadual de Campinas
Professora Adjunta da Universidade Federal de Santa Catarina

LUCIANA APARECIDA DE SOUZA BENETTI
Fonoaudióloga pela PUC-Campinas

LUCINÉIA CORTES MODES
Fonoaudióloga Graduada pela PUC-Campinas
Mestrado em Distúrbios da Comunicação pela PUC-SP
Coordenadora e Professora do Curso de Especialização em Disfagia da Faculdade de Medicina do ABC
Coordenadora Técnica do Serviço de Fonoaudiologia do
Complexo Hospitalar de SBC
MBA em Gestão em Saúde pela FGV de São Paulo

MARINA CARPINTERO LAUER
Fonoaudióloga pela PUC-Campinas
Especialista em Voz pelo CEV

Michele Ramos Grigio Okazaki
Fonoaudióloga do Complexo Hospitalar de São Bernardo do Campo
Docente do Curso de Especialização em Disfagia da
Faculdade de Medicina do ABC
Mestrado em Ciências da Saúde pela Faculdade de Medicina do ABC
Especialização em Motricidade Orofacial com Ênfase em Disfagia pela
Faculdade de Medicina do ABC
Aprimoramento em Síndromes e Malformações Craniofaciais pelo
Hospital dos Defeitos da Face

Nelson de Almeida Filho
Médico Graduado pela Universidade de Taubaté – UNITAU
Residente R3 em Oftalmologia pela Santa Casa de Limeira, SP

Neyla Lara Arroyo
Fonoaudióloga pela Escola Paulista de Medicina
Mestrado em Educação pela Universidade da Amazônia – Unama
Coordenadora do Curso de Fonoaudiologia da
Universidade da Amazônia – Unama

Patrícia Ribeiro da Silva Nascimento
Fonoaudióloga pela PUC-Campinas

Simone Holzer
Mestrado em Ciências da Saúde pela Fundação ABC
Coordenadora e Professora do Curso de Especialização em
Fonoaudiologia Hospitalar Neonatal da Fundação ABC

Thais Helena Marçal Morais Silva
Fonoaudióloga pela Pontifícia Universidade Católica de Campinas

Sumário

Prefácio, v
Apresentação, vii
Colaboradores, ix

1 Ficha Neonatal – Explicação Detalhada das Siglas, Terminologia e Patologias 1
Elizabeth Crepaldi de Almeida ■ Estela Mara Monteiro Terra ■ Simone Holzer
Luciana Aparecida de Souza Benetti ■ Alessandra Gierwiatowski
Flávia Sales Gutierrez

Introdução 1
Objetivo 2
Discussão Teórica 2
   Identificação do RN 3
      Dados do RN 3
      Dados maternos 3
   Anamnese familiar da gestante e seus antecedentes 4
      Descrição resumida 4
   História obstétrica 7
      Descrição dos dados 7
   Gestação atual 7
   Trabalho de parto 9
   Tabela de Apgar 11
   Recepção do RN 11
   Exame físico do RN 13
   Antropometria 14
   Método de Capurro 17
   Classificação do RN 18
      Quanto à idade gestacional 18

      Quanto à adequação do peso de nascimento à
      idade gestacional 19
      Quanto ao peso: (OMS) 19
  Referências Bibliográficas 19

2 Retinopatia da Prematuridade (ROP) 21
Nelson de Almeida Filho

Introdução 21
Tratamento 24
Complicações 24
Bibliografia 24

3 Intervenção Fonoaudiológica em Recém-Nascidos Pré-Termo – Enfoque na Amamentação 25
Lucinéia Cortes Modes ▪ Elizabeth Crepaldi de Almeida

Introdução 25
Da Sonda ao Peito – Desafio Multiprofissional 26
Avaliação Fonoaudiológica 28
Avaliação Anatomofuncional do Sistema Estomatognático 28
Avaliação da Mamada 31
Retirada da Sonda Gástrica 31
Conclusão 32
Referências Bibliográficas 32

4 Estimulação Sensório-Motora Intra e Extraoral em Neonatos Prematuros – Revisão Bibliográfica 33
Esther Ferreira Lemes ▪ Thais Helena Marçal Morais Silva
Aline de Morais Arieta Correr ▪ Elizabeth Crepaldi de Almeida
Karen Fontes Luchesi

Introdução 33
Métodos 35
Revisão da Literatura 35
    Panorama geral 35
    Panorama nacional 37
    Panorama internacional 44
Considerações Finais 46
Referências Bibliograficas 46

5 Considerações da Avaliação da Disfagia em Pediatria – Avaliação Clínica e Videofluoroscopia 49
Denise Lopes Madureira

Introdução 49
Antecedentes de Risco para a Disfagia na População Infantil 50
Avaliação Clínica da Disfagia 51

Histórico	51
Exame do paciente	52
Triagem de pares cranianos	52
Status atual	54
Aspecto social	54
Histórico médico	54
Avaliação da deglutição/alimentação	63
Videofluoroscopia – Aspectos Gerais	66
Realização do Exame	67
Oferta dos Alimentos	68
Conclusão	69
Referências Bibliográficas	70

6 Disfagia na Infância – Da Avaliação ao Tratamento Fonoaudiológico ... 71
Michele Ramos Grigio Okazaki ▪ *Cristina Zerbinati Carro*

Introdução	71
Etiologia da Disfagia Orofaríngea na Infância	72
Sintomatologia da Disfagia Orofaríngea na Infância	72
Avaliação Fonoaudiológica da Disfagia Orofaríngea na Infância	72
Tratamento da Disfagia Orofaríngea na Infância	74
Condutas Alimentares	75
Considerações Finais	76
Referências Bibliográficas	76

7 Avaliação Audiológica do Recém-Nascido ... 79
Francisca Canindé Rosário da Silva Araújo ▪ *Elizabeth Crepaldi de Almeida*
Neyla Lara Arroyo

Introdução	79
Potencial Evocado Auditivo de Tronco Cerebral	82
Emissões Otoacústicas	88
Emissões Otoacústicas Evocadas Transientes ou Transitórias	88
Emissões Otoacústicas Evocadas por Produto de Distorção	89
Avaliação Audiológica Comportamental	90
Triagem Auditiva Neonatal Universal (TANU)	93
Considerações Finais	94
Referências Bibliográficas	95

8 Orientações a Pais de Crianças com Refluxo Gastroesofágico ... 99
Elizabeth Crepaldi de Almeida ▪ *Daniela Rodrigues Delicado*
Marina Carpintero Lauer ▪ *Patrícia Ribeiro da Silva Nascimento*

Introdução	99
Trabalho Fonoaudiológico	100

O Que É Refluxo Gastroesofágico?. 101
Refluxo Fisiológico 102
Doença do Refluxo Gastroesofágico 102
Sintomas do Refluxo Gastroesofágico 103
Orientações sobre a Alimentação 104
Orientações Posturais 105
Orientações Gerais 106
Orientações sobre a Amamentação 107
    Medidas alimentares 107
Perguntas mais Comuns 109
Bibliografia. 114

9 Condutas de Orientação em um Grupo de Alta Hospitalar de Parturientes e de um Grupo de Orientação a Pais de Recém-Nascidos Internados. 115
Elizabeth Crepaldi de Almeida ▪ *Lucinéia Cortes Modes*

Introdução 115
Grupo de Alta de Recém-Nascidos Sadios 118
Temas Abordados pelos Grupos de Parturientes 119
    Ginecologia 119
    Neonatologia 119
    Enfermagem. 120
    Fonoaudiologia 120
Temas Abordados pelos Grupos de Pais de Recém-Nascidos
Internados 122
Discussão e Considerações Finais 123
Referências Bibliográficas 124

Índice Remissivo 125

LEITURA DO PRONTUÁRIO

Ficha Neonatal – Explicação Detalhada das Siglas, Terminologia e Patologias*

Elizabeth Crepaldi de Almeida
Estela Mara Monteiro Terra
Simone Holzer
Luciana Aparecida de Souza Benetti
Alessandra Gierwiatowski
Flávia Sales Gutierrez

INTRODUÇÃO

Os avanços tecnológico e científico, ocorridos no século XX, proporcionaram o fortalecimento da Perinatologia, especialidade voltada ao ser humano do momento da concepção até o final da 4ª semana de vida.

Os passos iniciais neste avanço tecnológico datam de 1907, com o médico obstetra, Pierre Budin, idealizando as primeiras incubadoras com parede de vidro que permitiam o equilíbrio térmico, preveniam infecções, possibilitavam a mãe visualizar e observar seus filhos.

Na segunda metade do século XX houve a aquisição de conceitos de fisiologias fetal e neonatal e a introdução de novas técnicas de cuidados.

A década de 1960 é marcada pela tecnologia dentro da unidade neonatal, onde surgem as primeiras Unidades de Terapia Intensiva Neonatal. O ambiente passou a ficar cheio de equipamentos e com constante intervenção de pessoal médico e de enfermagem. Aparecendo, no final da década de 1950, uma nova subespecialidade da Pediatria: a Neonatologia.

*Agradecemos ao Dr. Leandro Capelli pela colaboração imprescindível na área de obstetrícia.

Conseguiu-se, assim, a redução nas taxas de mortalidade, com a sobrevida de crianças menores e mais prematuras, embora a prematuridade continue responsável por cerca de 80% de toda mortalidade perinatal.

Portanto, a diminuição da morbimortalidade neonatal passa necessariamente pela vigilância segura das gestações ditas de risco, pela identificação dos fetos e dos recém-nascidos (RNs) destas gestações e pelo arsenal de conhecimento e de procedimentos neonatais.[1]

Cabe à equipe multidisciplinar, constituída de médicos, enfermeiros, nutricionistas, fisioterapeutas, fonoaudiólogos, terapeutas ocupacionais e assistentes sociais, estar informada das condições clínicas pré, peri e pós-nascimento, além de conhecer os termos e definições utilizados rotineiramente na Unidade Neonatal, visando, cada vez mais, à sua inserção nos cuidados aos RNs, garantindo-lhes uma evolução a longo prazo, pelo menos, satisfatória, com capacidade de integrá-lo ao meio biopsicossocial.

OBJETIVO

Levantar os itens de rotina do prontuário, que constam na ficha do RN e da mãe, e estudá-los teoricamente na equipe multidisciplinar neonatal.

O fonoaudiólogo e/ou outros profissionais da saúde precisam realizar um primeiro estudo sobre estes itens de rotina nas fichas do RN e da mãe, para poder fazer a leitura dos prontuários com compreensão. Se necessitar de aprofundamento de algum dado de rotina, deverá lançar mão dos compêndios de Neonatologia.

DISCUSSÃO TEÓRICA

Para o levantamento de um prontuário neonatal, é de fundamental importância que o profissional da saúde tenha conhecimento teórico dos dados contidos neste. Parece óbvio, mas, na prática, há dificuldade dos profissionais da saúde em se familiarizar com os termos específicos da área médica.

As informações para o preenchimento do prontuário neonatal são colhidas na ficha obstétrica e pela entrevista materna, observando-se os fatores relacionados com a gestante, com o feto e com o RN.

O entendimento destes itens é essencial à leitura do prontuário e de uma ficha neonatal. Estes dados serão descritos teoricamente, buscando uma linguagem acessível aos graduandos e profissionais da saúde, de tal forma a oferecer os primeiros subsídios teóricos para discussão e leitura de um caso.

A Ficha Neonatal consta, normalmente, dos tópicos:

Identificação do RN
Dados do RN
Nome do bebê ou RN de (nome da mãe), data de nascimento, hora, sexo (feminino, masculino ou indeterminado).

Dados maternos
Nome da mãe
- *Idade materna:* de extrema importância, com os limites fisiológicos para a primeira gestação abaixo de 16 anos (idade precoce) ou acima de 40 anos (idade avançada), pois cada grupo apresenta riscos específicos. Considera-se idade ideal para o primeiro parto dos 18-25 anos.
Os riscos da gestação precoce são: menor adesão na realização do pré-natal; maior risco de abortamentos e partos prematuros por hipoplasia genital; hiperêmese (vômitos); desvios psicológicos (gravidez indesejada); doença hipertensiva específica da gestação (DHEG) por isquemia uteroplacentária-hipoplasia uterina; rupturas perineais e vaginais (escassa distensibilidade dos tecidos) e, consequentemente, maior mortalidade perinatal.
Para a primigesta tardia os riscos são: maior frequência de abortamentos e partos prematuros; maior risco de DHEG por isquemia uteroplacentária – adenomiose; retardo de crescimento intrauterino (RCIU); diabetes gestacional, fase de expulsão fetal mais difícil (resistência das partes moles – reduzida embebição gravídica); rupturas perineais (menor flexibilidade) e alterações do feto (como síndromes genéticas). A síndrome de Down aumenta de 0,9% nas idades de 35-36 anos para 7,8% aos 43-44 anos.
- *Escolaridade da mãe:* observa-se o nível de instrução materno, para fins de adequar a linguagem do profissional durante as orientações à mesma.
- *Estado civil:* as gestantes que não apresentam parceiro fixo, razões emocionais, sexuais e socioeconômicas podem interferir com a boa evolução da gestação.
- *Profissão:* avaliar a possibilidade de intoxicações lentas, como por fósforo, arsênio, chumbo, que aumentam a incidência de abortamento e óbito fetal.

Tarefas que exijam maior atividade muscular, levando à maior chance de abortamento, parto prematuro e rupturas prematuras de membrana.
A exposição aos raios X (RX) – eleva a possibilidade de abortamentos e malformações.

- *Hábitos:* tabagismo, etilismo e drogas:
  - Tabagismo: mais de 15 cigarros/dia – maior incidência de abortos, partos prematuros e RNs pequenos para idade gestacional (PIG).
  - Alcoolismo crônico: síndrome alcoólica fetal.
  - Drogas: abortamento, parto prematuro, RCIU, óbito fetal. Farmacodependência nos RNs de mães dependentes de opiáceos.
- *Naturalidade:* devem ser consideradas certas doenças mais frequentes em determinadas regiões, como a malária, doença de Chagas etc.
- *Nacionalidade:* observar características étnicas, estrutura e estado nutritivo dos indivíduos de determinada localidade.[2]

Anamnese familiar da gestante e seus antecedentes

Descrição resumida

Dos fatores relacionados com a paciente e seus antecedentes, que podem acarretar riscos à gestação e ao concepto.

- *Quadros alérgicos:* como rinite alérgica, dermatite atópica, eczema, urticária, asma brônquica entre outros.
  Gestantes asmáticas devem receber cuidados e vigilância para evitar hipóxia, hipercapnia e alcalose. As mal controladas têm alto índice de natimortos e mortalidade perinatal.
- *Nefropatias:* patologias do sistema renal, como glomerulonefrite, insuficiências renais aguda e crônica, síndrome nefrótica, podem levar à restrição do crescimento intrauterino.
  As pacientes com patologia renal crônica têm 5 vezes mais chance de mortalidade fetal que as gestantes normais.[3]
- *Cardiopatias:* a gestante cardiopata tem maior risco de abortamentos, RCIU, hipóxia fetal e de transmissão genética nas malformações congênitas.
- *Hepatopatias:* patologias do fígado, como hepatite, cirrose e insuficiência hepática, podem comprometer tanto a gestação quanto o feto.
  Nas hepatites agudas virais, normalmente, não há efeito sobre o feto, porém os RNs de mães infectadas pelo vírus da hepatite B devem receber o tratamento profilático com imunoglobulinas específicas, seguidas de vacinação.
  Nas hepatopatias crônicas, a evolução da gestação é variável, dependente da doença de base e da gravidade em que se encontra:

- *Pneumopatias:* asma brônquica, fibrose cística, bronquiectasias, pneumonias entre outras podem acometer o nível de oxigênio (hipóxia) para o feto, podendo acarretar, por exemplo, RCIU:
  - Tuberculose: risco de transmissão para o feto via hematogênica, também por aspiração de líquido amniótico intraútero ou por ocasião do nascimento, quando o trato genital é acometido ou, ainda, por inalação, quando a mãe apresenta doença pulmonar com BK (bacilo) positivo no escarro.[4] Existem relatos de aumento de abortos, hemorragias, pré-eclâmpsia e dificuldades no parto.
- *Psicopatias/neuropatias:* patologias do sistema nervoso central (SNC), psiquiátricas e neurológicas. Determinar qual a patologia e sua causa.
- *Neoplasias:* identificá-las em áreas ginecológicas ou não e se benignas ou malignas. Os tumores ginecológicos podem interferir na gestação, sendo os benignos de melhor evolução para a gestação. Os tumores benignos ginecológicos que mais interferem na gestação são os da genitália interna (útero e ovários). Os tumores malignos são de pior prognóstico para o feto, pelo uso de radiação materna para o seu tratamento, podendo alterar o crescimento do feto, maior mortalidade e riscos de malformação.
- *Hipertensão arterial sistêmica (HAS):* risco para o feto, como retardo de crescimento; risco para a gestante e para a evolução da gestação.
- *Doença da tireoide:* no hipertireoidismo não controlado, há aumento do risco de prematuridade, baixo peso, mortalidade e morbidade perinatais. No hipotireoidismo, há maior índice de abortos, prematuridade, natimortos, anomalias congênitas, toxemia e descolamento prematuro de placenta (DPP).
- *Anemia:* a anemia moderada é a complicação mais comum nas gestantes, porém os casos severos podem ocasionar riscos materno e fetal, como retardo do crescimento, baixo peso e óbito fetal.
- *Consanguinidade:* filhos gerados de indivíduos com grande grau de parentesco podem acentuar determinadas patologias comuns nesta família (hereditárias) e levar a alterações genéticas.
- *Surdez/cegueira*: importante determinar logo ao nascimento, secundárias a alguma patologia congênita ou adquirida.
- *Colagenoses:* patologias, também, com forte acometimento vascular. Por exemplo: lúpus eritematoso sistêmico, podendo levar a risco de RCIU, bloqueio cardíaco e anemia.
- *Doenças sexualmente transmissíveis (DST):* Sífilis, Hepatite, Herpes, Gonorreia, HIV etc. Cada tipo de infecção pode acarretar infecções congênitas, com características específicas no recém-nascido, bem como malformação, óbito fetal, prematuridade, abortamento, prenhez ectópica (gravidez fora do útero) e outros.

- *Desnutrição/obesidade:* podem ser secundárias a alguma patologia de base da mãe. Obesidade – maior tendência a desenvolver DHEG, e o feto vir a apresentar alto peso e distocias ao nascimento. A desnutrição materna grave acomete o peso do feto e provoca retardo de crescimento fetal, raquitismo e asfixia.
- *Malformação:* antecedente de RNs malformados desta mãe ou na família.
- *Diabetes:* constitui um grupo de alto risco de morbimortalidade perinatal, podendo ocorrer:
  - Abortamento: maior incidência nas mulheres com pouco controle dos níveis de glicemia.
  - Prematuridade: relacionado com fatores, como cetoacidose diabética, infecções, polidrâmnio, indução do parto prematuro terapêutico (alteração da vitalidade fetal e ruptura prematura de membranas).
  - *Polidrâmnio*: ocorre em 19-20% das gestações de diabéticas e pode significar controle inadequado dos níveis glicêmicos.[5]
  - Alteração do crescimento do feto: macrossômicos (RNs grandes para idade gestacional) ocorrem em torno de 15-26% dos filhos de mãe diabética, com provável mecanismo relacionado com o hiperinsulinismo fetal consequente à hiperglicemia materna e correspondente hipoglicemia fetal. A insulina é um hormônio anabólico, estimulando a síntese de glicogênio, lipogênese e síntese proteica (macrossomia). A macrossomia pode aumentar a incidência de problemas, como tocotraumas (trauma no momento do parto), hipoglicemias, cardiomiopatia hipertrófica, policitemia e maior incidência de cesáreas.
  - Retardo de crescimento intrauterino: RNs pequenos em razão de doença materna vascular com insuficiência uteroplacentária e outros mecanismos metabólicos no início da gestação.
  - Anomalias congênitas: de 5-10% mais frequentes: anomalias cardíacas de sistemas nervoso central e esquelético.
  - Distúrbios metabólicos: hipoglicemia – presente em 50% dos filhos de mães diabéticas-associada a níveis altos de insulina. Hipocalcemia e hipomagnesemia – incidência de até 50%.
  - Distúrbios hematológicos: policitemia, hiperviscosidade, hiperbilirrubinemia.
  - Distúrbios respiratórios: apresenta um risco 5 a 6 vezes maior de síndrome do desconforto respiratório, pelo fato de o hiperinsulinismo diminuir a síntese de surfactante no diabetes não controlado.
  - *Distúrbios cardiovasculares*: cardiomegalia, cardiomiopatia hipertrófica e falência cardíaca congestiva.
- *Sensibilização fator Rh:* ocorre quando a gestante apresenta fator Rh-(negativo), o pai Rh+ (positivo) e gera um filho Rh+.

Na primeira gestação ocorre uma sensibilização do organismo materno, isto é, produção de células contra o fator Rh+ do feto, porém sem grande repercussão na primeira gravidez. O risco implica para os fetos das gestações subsequentes, já que esta mãe pode estar sensibilizada. É realizado um exame denominado Coombs indireto (da mãe), se negativo, não houve sensibilização, e, se positivo, houve sensibilização, sendo necessário um acompanhamento rigoroso desta gestação pelo risco grave para o RN.

História obstétrica

Descrição dos dados

Gesta: números de gestações, contando abortos e incluindo a atual.

- *Para:* número de paridades (filhos paridos).
- *Aborto:* é a terminação da gestação antes que o feto tenha atingido o estágio de viabilidade, abaixo de 20 semanas de gestação ou 500 g. Indicar o número e em qual idade gestacional.
- *Tipo de parto:* cesárea, vaginal ou vaginal com fórceps.
- *Filhos prematuros:* nascidos com idade gestacional inferior a 37 semanas.
- *Filhos vivos:* enumerar, indicar peso e condições de nascimento e estado de saúde atual.
- *Filhos mortos:* número e determinar a causa e idade.
Fatores relacionados com os antecedentes obstétricos, com risco para a evolução da gestação e do feto:[6]
  - Grande multiparidade (muitos filhos).
  - Cirurgia prévia.
  - Trabalho de parto prolongado.
  - Abortamento.
  - RNPT (RN pré-termo).
  - Natimortos (nascido morto), óbitos fetais, RNs falecidos na 1ª semana de vida.
  - Traumatismos de partos.
  - Filhos com paralisia cerebral ou retardo mental.

Gestação atual

- *DUM (data da última menstruação):* contado a partir do 1º dia da última menstruação. É fundamental para se calcular a data provável do parto, contudo 40% das gestantes não possuem ciclos regulares ou desconhecem a DUM, portanto, tornam-se necessários outros métodos para a determinação da idade gestacional.
- *DPP (data provável do parto):* 40 semanas ou 280 dias a partir da DUM. Classicamente para sua determinação usa-se a regra de Naegele, onde se

somam 7 dias à data da DUM e subtraem-se 3 meses. Por exemplo, DUM 10/6/2003 – DPP 17/03/2004.
- *IG (idade gestacional):* pode ser calculada pela amenorreia (DUM) quando os dados maternos são confiáveis; pelo exame de ultrassonografia obstétrica; pela época do aparecimento dos movimentos fetais (18-20 semanas na primigesta e de 14-16 semanas para as multíparas); pelo desenvolvimento uterino (cerca de 4 cm/mês); pela presença de batimentos cardíacos fetais (BCF) audíveis pelo sonar-doppler a partir da 10ª semana e por métodos-escalas de avaliação clínica, como Capurro, após o nascimento. É expresso em semanas completas e dias.[7]
- *Número de consultas de pré-natal:* o objetivo da assistência pré-natal é o de assegurar que toda gravidez, planejada ou não, resulte no nascimento de uma criança saudável, sem qualquer dano à saúde materna. Em uma gravidez normal as consultas devem ser mensais até 32 semanas de gestação, quinzenais entre 32 e 36 semanas e, a partir da 36ª semana, consultas semanais até o término da gestação.
- *Intercorrências:* DHEG, infecções, anemias, hemorragias entre outras:
  - Hemorragia (sangramentos): se fisiológica (cervicodilatação, ectopia colo-uterina, pólipos endocervicais) ou se patológica (descolamento prematuro de placenta, placenta prévia, ruptura uterina).
- *Uso de medicações:* nome, dose e período de uso.
- *Determinar:* tipagem sanguínea (incompatibilidade sanguínea) – Grupo ABO e Rh, Sorologias: sífilis (VDRL), toxoplasmose, hepatites, rubéola, HIV (AIDS), citomegalovírus (CMV).

  Fatores relacionados com as patologias gestacionais:[6]
  - Toxemia.
  - Hemorragia após o 1º trimestre.
  - Gemelaridade.
  - Poli ou oligoâmnio.
  - Anestesia geral.
  - Drogas durante a gestação (medicação).
  - Anemias.
  - Sem pré-natal.
  - Placenta prévia.
  - Descolamento prematuro de placenta.
  - Prolapso de cordão.
  - Fórceps que não de alívio.
  - Corioamnionite.
  - Trabalho de parto prematuro.
  - Anomalias (malformação).

Trabalho de parto

- *Batimento cardíaco fetal (BCF):* é a monitorização fetal com a ausculta do batimento cardíaco fetal basal, pode ser feita pelo Pinard ou pelo Sonar-Doppler (US). Normal de 120 a 160 bpm; nos casos de bradicardia (menor que 120), taquicardia (maior de 160) ou arritmia cardíaca, é necessária propedêutica especializada. Existem outros métodos de monitorização e determinação das condições fetais: cardiotocografia (determina a vitalidade), biometria fetal, dopplerfluxometria.
- *Líquido ovular amniótico (LA):* formado, primariamente por fonte materna e, mais tarde, a contribuição do feto torna-se mais evidente. O LA encontra-se em espaço envolvido por membrana fetal com âmnio internamente e cório externamente. Dentro da câmara âmnica encontra-se o feto, que, com suas secreções e excreções, contribui para a sua formação. O LA oferece um meio adequado para o feto mover-se, ser protegido contra traumas, manter a temperatura, nutrir-se, além de dar informações quanto à sua maturidade e vitalidade:[8]
  - Aspecto: durante os primeiros meses é claro, transparente, tornando-se turvo e leitoso no final da gestação, com partículas fetais e amnióticas (grumos).
  - Quando alterado pode ser:
    a) Amarelado: SFC (sofrimento fetal crônico) ou isoimunização feto-materna.
    b) Meconial: SFA (sofrimento fetal agudo), cuja gravidade pode ser avaliada pela intensidade e tonalidade esverdeada do líquido.
    c) Avermelhada ou marrom: em casos de sangue no líquido amniótico (hemoâmnio) ou na presença de fetos morto e macerado.
    d) Grumos exagerados: prenhez prolongada.
  - Quantidade de LA:
    a) O volume de LA aumenta progressivamente até o 3º trimestre, podendo alcançar até 1.000 mL na 38ª semana, para então decrescer até valores ao redor de 600 mL.[9]
    b) Polidrâmnio: aumento de volume do LA, associado a anomalias do sistema nervoso central (SNC), atresia do trato digestório, diabetes materno.
    c) Oligoâmnio: diminuição do volume de LA, relacionado com alterações do sistema urinário.
- *Bolsa rota:* ruptura das membranas ovulares – considera-se prematura a que ocorre em qualquer período da gestação, antes de iniciado o trabalho de parto. Os riscos decorrentes da bolsa rota são: prematuridade, infecção, sofrimento agudo por compressão e prolapso de cordão umbilical.

- *Febre materna:* determinar sua presença ou não, pois confere mais um dado para suspeita de infecção ovular, devendo ser muito bem acompanhada clínica e laboratorialmente.
- *Fisometria:* líquido amniótico de odor fétido, sendo um agravante na infecção ovular, com risco de infecção para o feto.
- *Duração do trabalho de parto:* em primigesta a duração média de um trabalho de parto é de 12 horas, na multípara, 6 horas. Se este tempo for muito prolongado, aumenta o risco de depressão no feto com hipóxia e possibilidade de liberação de líquido meconial.
- *Anestesia:* tipos – peridural, raquidiana, locorregional e geral. Considerar drogas e volumes utilizados.
- *Tipos de parto:*
  - Normal: nascido pelo canal vaginal.
  - Cesárea: é o ato cirúrgico que consiste em incisar o abdome e a parede do útero para liberar o concepto.
  - Indicações maternas do parto operatório: doenças orgânicas maternas graves, como cardiopatias, nefropatias, estados hipertensivos, alterações de bacia, desproporção fetopélvica, tumores, distocias.
  - Indicações relacionadas com o feto: monstruosidades; prenhez dupla; sofrimento fetal; alteração de posição e apresentação.
  - Fórceps: é um instrumento destinado à apreensão, tração e, se necessário, extração do polo cefálico através do canal pelvigenital:
    a) Indicações maternas para fórceps: discinesias e resistência perineal, sofrimento materno (partos prolongados), abreviação do período expulsivo por doenças maternas que, com esforço, consistam em perigo (cardiopatias, pneumopatias).
    b) Fetais: sofrimento fetal, procedência irredutível de membros e de alívio.[10]
- *Tipo de apresentação:*[2] é definida pela região fetal (do feto) que ocupa a área do estreitamento superior (área anatômica da gestante) que nele se insinuará.
- *Na situação longitudinal:* situação é a relação entre o maior eixo da cavidade uterina e o maior eixo fetal. A apresentação classifica-se em: cefálica (cabeça) ou pélvica (pelve):
  - Cefálica: a região que se insinuará será o polo cefálico (cabeça) – classifica-se em fletida ou defletida.
  - Pélvica: (RNs sentados[2]), isto é, a região do feto que se insinuará será a pelve. Pode ser:
    a) Completa: posição de coxas fletidas e aconchegadas no abdome e pernas fletidas e acopladas nas coxas.

b) Incompleta: demais atitudes assumidas pelos membros inferiores: de nádegas, de joelho, de pés.
- *Na situação transversa:* a apresentação pode ser de ombro ou córmica.

Tabela de Apgar

Após o nascimento são avaliadas as condições vitais básicas do RN pelo Boletim Apgar.

O escore obtido pelo Boletim Apgar é um método de quantificar as condições de nascimento e da resposta à reanimação, sendo apenas um dos parâmetros para classificar o RN como asfixiado. Este Boletim foi descrito pela anestesista Virginia Apgar, em 1953, e consta da avaliação de cinco itens, conferindo a nota zero a dois a cada item. É realizado o Boletim de Apgar entre 1,5 e 10 minutos de vida do RN (Quadro 1-1).

Quadro 1-1. Boletim *Apgar:* sinais a serem observados e suas pontuações.

Sinais/Pontos:	0	1	2
FC (Frequência cardíaca)	Ausente	< 100/min	> ou = 100/min
Esforço respiratório	Ausente	Hipoventilando	Normal
Tônus muscular	Ausente	Hipotonia	Normal
Irritabilidade reflexa	Ausente	Alguns movimentos	Normal
Cor	Pálido/cianótico	Acrocianose	Corado

Recepção do RN

Nascimento é a completa expulsão ou extração de um feto do organismo materno, independente do fato de o cordão ter sido cortado ou de a placenta estar inserida.[11]

Ao nascer, os neonatos são, em geral, vigorosos e iniciam a respiração espontaneamente logo após o clampeamento do cordão. Nesse momento a frequência cardíaca estabiliza-se em 120-140 batimentos/minuto, e a cianose central desaparece rapidamente.

Algumas crianças, entretanto, apresentam alguma dificuldade para iniciar a respiração, adequar o tônus e adaptar-se. Independentemente da causa que levou a esta dificuldade, há interrupção do fornecimento de oxigênio da via placentária ao ocorrer o clampeamento, levando-os a desenvolver hipoxemia progressiva e tornando-os asfixiados.

Na recepção do RN, é necessário estar ao menos um médico especializado. Na recepção de RN, já sabidamente de risco, é necessário também uma equipe preparada, juntamente com o neonatologista para dar cuidados ao RN e, se preciso, proceder a reanimação. A presença de duas pessoas se faz necessária, para ventilar e, se necessário, intubar, e outra para realizar a massagem cardíaca e monitorizar os dados clínicos. Caso seja precisa a utilização de drogas, faz-se necessário outra pessoa para prepará-las e administrá-las.

O primeiro passo para o atendimento ao RN grave é estar preparado para recepcioná-lo, e posteriormente diagnosticar o problema o mais rápido possível.

Uma reanimação efetiva pode, de modo geral, desencadear a respiração e evitar a progressão da asfixia.

Os objetivos da reanimação são prover ventilação, oxigenação e débito cardíaco adequados (ABC da reanimação), de modo a garantir que haja oxigenação apropriada para o cérebro, coração e outros órgãos vitais (Fig. 1-1).[12]

O ABC da reanimação consiste em:

- *Airways:* manter as vias aéreas pérvias através do posicionamento adequado da cabeça e do pescoço; da aspiração de boca, nariz, e, se necessário, da traqueia.
- *Breathing:* iniciar a respiração por meio da estimulação tátil e da ventilação com pressão positiva através de balão e máscara ou balão e cânula traqueal.
- *Circulation:* manter a circulação por meio de massagem cardíaca e administrar medicações ou fluidos.

A determinação do início da reanimação não é realizada pelo escore de Apgar. Imediatamente após o nascimento, a necessidade de reanimação depende da avaliação rápida e simultânea da presença de líquido meconial, do choro ou respiração, do tônus muscular, da cor e da gestação a termo ou prétermo. A seguir, os procedimentos são realizados com base na avaliação integrada de três sinais: respiração, frequência cardíaca e cor.[13]

Após os procedimentos com o RN, observar a placenta, o cordão umbilical e as secreções fisiológicas do RN:

- *Placenta:* observar a presença de alguma alteração em seu aspecto, podendo ser indicativa de alguma patologia.
- *Cordão umbilical:* observar se apresenta os vasos umbilicais normais: 2 artérias e 1 veia.

É realizado um exame físico sumário ao nascimento, para detecção de anormalidades, lesões de parto e/ou alterações cardiorrespiratórias, que possam interferir no sucesso da adaptação à vida extrauterina.

Anotar se ocorreu diurese e evacuação do RN em sala de parto.

Após estabilização do RN: técnica de Credê – pingar uma gota de nitrato de prata a 1% em cada olho, prevenindo a conjuntivite gonocócica. Realizar somente após o contato visual mãe-filho.

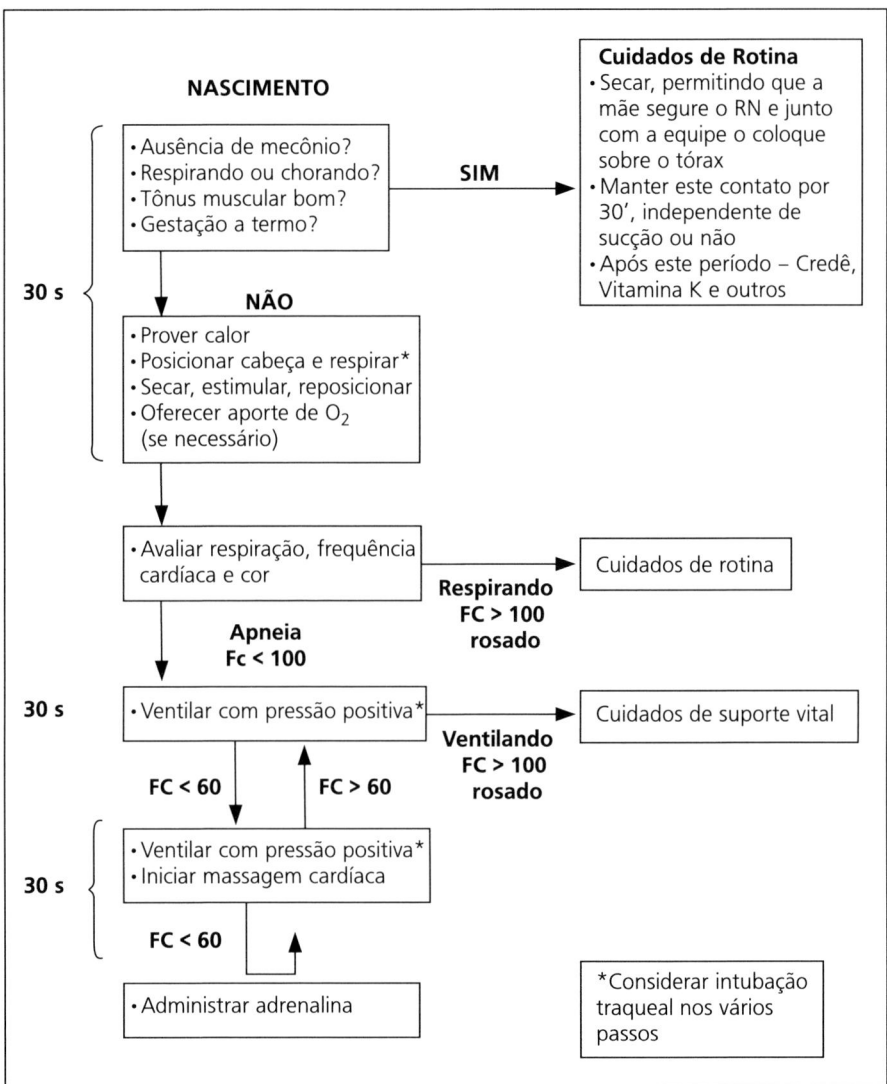

Fig. 1-1. Fluxograma dos procedimentos em reanimação neonatal.[14]

Kanakion® – vitamina K1 aplicada intramuscular para prevenção da doença hemorrágica do RN.

Exame físico do RN

É realizado um exame físico sumário na sala de parto, antes de mostrá-lo à mãe, para inspeção do RN, avaliando a respiração, circulação, condições de vitalidade, malformações grosseiras e maturidade.[15]

Antropometria

Anotar os dados antropométricos do RN: peso, comprimento, perímetro cefálico (PC) e perímetro torácico (PT).

O peso depende do sexo, da cor, além da relação com a idade gestacional, da condição pré-natal, da nutrição materna, das doenças placentárias e maternas, além de outros fatores. Peso médio para o RN a termo é de 2.500-3.500 gramas.

A estatura média do RN é cerca de 50 cm no sexo masculino e 49 cm para o feminino.

- *PC:* mede-se com uma fita métrica horizontalmente a parte mais saliente do osso occipital e pela linha superior da inserção dos supercílios (glabela).
- *PT:* mede-se na altura dos mamilos, horizontalmente para a região posterior do tórax.

A) Impressão geral:
  - *BEG:* bom estado geral.
  - *REG:* regular estado geral.
  - *MEG:* mau estado geral.

B) Pele:
  - *Corada* (rosada) ou *acrocianótica* (cianose de extremidades) ou cianótica generalizada; ictérica (coloração amarelada).
  - *Milium sebáceo:* pontos amarelados, geralmente, na asa do nariz e na região do quadrado do mento por entupimento das glândulas sebáceas.
  - *Hemangiomas capilares:* lesão avermelhada na nuca, fronte e pálpebras, que desaparecem após alguns meses.
  - *Manchas mongólicas:* manchas azuladas, situadas na região lombar, sacral e nádegas. Observado mais em crianças negras e da raça amarela.
  - *Eritema tóxico:* lesões eritematopapulosas esparsas em pequenos números, que desaparecem em poucos dias.
  - *Lanugo:* pelugens fina e longa na face, orelhas e dorso, que caem em um período de 1 a 2 semanas.

C) Cabeça:
  - *Crânio:* definir as formas e dimensões. Medir o perímetro craniano – o tamanho da cabeça varia com a idade, o sexo e a etnia:
    - Macrocefalia: pode ser familiar, com herança autossômica dominante ou associada a outras anomalias, incluindo hidrocefalia e manifestações esqueléticas, como a acondroplasia.
    - Microcefalia: pode ser familiar com herança autossômica dominante ou recessiva, também pode ser associada a infecções (p. ex., infecção pelo citomegalovírus) e síndromes, como a Trissomia do 13 e 18, Cornelia de Lange e síndrome Alcoólica Fetal.[16]

- *Couro cabeludo:* se existem lesões, como hemangiomas, cabelos (quantidade, cor, textura, implantação, distribuição). Tocotraumas (bossa serossanguinolenta, céfalo-hematoma) – que podem ser causados por compressões sofridas pelo feto, à medida que passa pelo canal de parto ou por compressão pelo fórceps:
    - No feto os ossos estão justapostos e separados por espaços membranosos – suturas, cuja confluência limita pequenos espaços – fontanelas.
- *Fontanelas:* representadas por 6 espaços membranosos resultantes da confluência das suturas. São denominadas, popularmente, de moleiras. Fontanela anterior (FA ou bregma): resulta da confluência das suturas sagital, coronariana e mediofrontal. Tem forma de losango ou quadrangular, medindo em torno de 4 cm (anteroposterior) por 3 cm (transversa). Fontanela lambda – fontanelas posterior, triangular e pequena. Confluência das suturas sagital e occipitoparietal. O aumento da fontanela – pode estar associado a hipotireoidismo, trissomias de 13, 18 e 21.
- *Fácies:* observar a expressão do rosto. Algumas síndromes apresentam fácies características.
- *Olhos:* observam-se a distância entre os olhos, a fenda palpebral, as pregas, o globo ocular, a esclera, a íris e as pupilas.
- *Nariz:* observam-se sua forma (estreito, largo etc.) e seu perfil (reto, concavo ou convexo). As narinas são simétricas, estreitas, largas, proeminentes ou podem ser únicas.
- *Boca:* observam-se a coloração labial, assimetria bucal, desvio de comissura. Observar o palato: formato e/ou a presença de fissuras.
- *Língua:* lisa, com papilas filiformes. Na hipotonia muscular e na síndrome de Down pode-se ter a falsa impressão de macroglossia. A macroglossia verdadeira pode ser congênita ou vista em síndromes, como síndrome de Beckwith e no hipotireoidismo.
- *Gengiva:* fina, lisa, clara e com a borda, geralmente, serrilhada. Dentes estão presentes em, aproximadamente, 1/2.000 RNs,[16] com maior incidência em crianças com fenda palatal ou outras síndromes, geralmente são malformados, devendo ser removidos.

D) Pescoço: observam-se forma, tamanho, se existem malformações, como cistos branquiais, fístulas, fibroma, cistos do ducto tireoglosso:
- *Bócio congênito:* (aumento da glândula tireoide) é comum em áreas endêmicas ou em mães que receberam iodo ou drogas antitireoidianas.

E) Clavícula: é o osso mais frequentemente fraturado em RN, especialmente nos grandes para idade gestacional, a maioria é assintomática, mas pode apresentar diminuição ou ausência de movimentos. O tratamento com imobilização é dirigido a minimizar a dor ou o desconforto.

F) Tórax: notar a forma, geralmente, arredondada, com o diâmetro anteroposterior igual ao transverso. Alterações ósseas modificam a forma do tórax:
- *Mamilos:* observar se são em maior número que o normal, denominando-se supranumerários, se apresentarem ingurgitamento mamário (por influência dos hormônios maternos), se forem hipoplásicos (pouco desenvolvidos) ou aplásicos (não desenvolvidos).
- *Pulmões:* a respiração do RN é predominantemente abdominal, a frequência respiratória é, em média, de 40 ipm, com padrão respiratório regular. Na propedêutica normal o murmúrio vesicular é positivo sem ruídos adventícios (MV [+] sem RA).
- *Coração:* a frequência cardíaca (FC) normal é, em torno, de 120 bpm. Observam-se o ritmo cardíaco, a FC, a presença de sopros. Na propedêutica habitual descreve-se como bulhas rítmicas normofonéticas sem sopros (BRNF). Os pulsos devem ser sempre palpados, a diminuição (pulsos finos) pode ser indicativo de falência cardíaca ou vasoconstrição periférica; a ausência ou diminuição do pulso femoral sugere patologia cardíaca, como a coarctação da aorta.

    Sopro cardíaco no período neonatal imediato é comum e representa a transição da vida fetal para a neonatal, porém, se houver persistência do sopro, uma investigação mais detalhada é necessária.
G) Abdome: mantém-se no mesmo nível do tórax – se abaulado, pensar em obstrução intestinal, e, se escavado, em hérnia diafragmática, juntamente com demais comemorativos.

    Observar se flácido ou tenso (anormal), malformações de parede abdominal: hérnias, onfaloceles, diástase de reto abdominal, agenesia muscular de parede:
- *Cordão umbilical:* é gelatinoso, esbranquiçado, contendo 2 artérias e 1 veia. A presença de artéria única sugere a possibilidade de outras malformações, devendo ser investigada. O coto umbilical desprende-se da parede abdominal em cerca de 7 dias de vida. A presença de secreção, odor fétido, hiperemia (vermelhidão) sugerem quadro infeccioso (onfalite).
- *Órgãos abdominais:* fígado normalmente palpável a 1 a 2 cm do rebordo costal direito, baço em geral não palpável (se aumentado, pensar, por exemplo, em doenças hemolíticas e infecções congênitas).
- *Ânus e reto:* investigar o orifício anal e presença de fissuras, fístulas e imperfuração anal.

H) Genitais: se masculino, feminino ou indeterminado:
- *No masculino:* palpação dos testículos, se estão dentro ou fora da bolsa escrotal. Pode apresentar líquido na bolsa escrotal (hidrocele).
- *No feminino:* os pequenos lábios e clitóris são salientes e notar se houver congestão ou ingurgitamento vulvar. Secreções vaginais esbranquiçadas nos primeiros 10 dias de vida são aceitas como normais por alterações hormonais.

    Alterações anatômicas e suspeita de genitália ambígua ou indeterminada devem ser investigadas com especialista.

I) Membros: observar presença de pés tortos (congênitos ou posturais) e outras malformações. Paresias, paralisias, luxações, fraturas devem ser investigadas, podendo ser secundárias a trauma:
- *Manobra de Ortolani:* consiste em uma manobra para verificação das articulações coxofemorais – se ocorrer deslocamento da articulação (luxação).

J) Coluna vertebral: observar simetria e se houver presença de massas tumorais (teratomas), meningoceles, espinha bífida ou outras alterações.

K) Neurológico: realização de exame básico, observar o estado de alerta, o choro vigoroso. Observam-se a simetria dos movimentos, postura e tônus do RN:
- *Reflexos:* de Moro, sucção, preensões palmar e plantar, voracidade, marcha reflexa, Babinski e tônico.

Método de Capurro

Vários são os métodos disponíveis para se calcular a idade gestacional através do exame físico do RN (Dubowitz, New Ballard Escore etc.) que não serão discutidos neste trabalho.

Um dos métodos mais utilizados é o de Capurro,[17] mas certamente é o menos aplicável a RN prematuro, principalmente abaixo de 28 semanas de idade gestacional.

Por ser o método de Capurro o mais conhecido, iremos descrevê-lo:

O exame deve ser realizado com o RN acordado entre 12-48 horas após o nascimento e por profissional treinado:[18]

- *Capurro somático:** são dadas pontuações para cada item do exame físico (somático) do RN:
    - Glândula mamária:
        a) 0 (não palpável – ausência de tecido mamário).
        b) 5 (diâmetro < 5 mm).

---
*No Capurro somático à pontuação dos dados acima se somam 204 e dividem-se por 7 para se obter a idade gestacional em semanas.

c) 10 (diâmetro entre 5 e 10 mm).
  d) 15 (diâmetro > 10 mm).
- Sulcos plantares (ou pregas):
  a) 0 (ausente).
  b) 5 (marcas mal definidas na parte anterior da planta).
  c) 10 (marcas bem definidas na metade anterior e sulcos 1/3 anterior).
  d) 15 (sulcos na metade anterior da planta); 20 (sulcos > metade anterior da planta).
- Textura da pele:
  a) 0 (fina gelatinosa).
  b) 5 (fina e lisa).
  c) 10 (lisa, com discreta descamação superficial).
  d) 15 (grossa, com sulcos superficiais, descarnação das mãos e dos pés).
  e) 20 (grossa apergaminhada, com sulcos profundos).
- Formação do mamilo:
  a) 0 (mamilo pouco visível, sem aréola).
  b) 5 (mamilo nítido com aréola lisa de diâmetro < 0,75 cm).
  c) 10 (mamilo puntiforme; aréola de borda não elevada > 0,75 cm).
  d) 15 (mamilo puntiforme; aréola de borda levantada > 0,75 cm).
- Forma da orelha:
  a) 0 (chata, disforme, pavilhão não encurvado).
  b) 8 (pavilhão parcialmente encurvado na borda).
  c) 16 (pavilhão parcialmente encurvado em toda borda superior).
  d) 24 (pavilhão totalmente encurvado).

Classificação do RN

Quanto à idade gestacional

A idade gestacional poderá ser derivada da informação materna, quando confiável, ou obtida por métodos clínicos, como o Capurro, já descrito.

- *RN pré-termo (RNPT):* é aquele que nasce antes do termo, de acordo com a Organização Mundial de Saúde, ou seja, com idade gestacional inferior a 37 semanas.
- *RN a termo (RNT):* é o nascido com idade gestacional entre 37 e 41 semanas e 6 dias.
- *RN pós-termo (RNPOT):* é o nascido com idade gestacional maior que 42 semanas.

Quanto à adequação do peso de nascimento à idade gestacional

Utiliza-se uma curva de crescimento intrauterino que relaciona o peso com a idade gestacional do RN, obtida pelos métodos de avaliação. Curva de Lubchenco-Battaglia.[19]

- *Adequado para idade gestacional (AIG):* são aqueles cujo peso está situado entre os percentis 10 e 90 para a sua idade gestacional.
- *Grande para idade gestacional (GIG):* são aqueles cujo peso está situado acima do percentil 90 para sua idade gestacional.
- *Pequeno para idade gestacional (PIG):* são aqueles cujo peso está situado abaixo do percentil 10 para a sua idade gestacional.

Quanto ao peso: (OMS)

- *Peso adequado:* ≥ 2.500 g.
- *Baixo peso:* < 2.500 g.
- *Muito baixo peso:* < 1.500 g.
- *Extremo baixo peso:* < 1.000 g.

Os diagnósticos dados ao RN sempre iniciam com a classificação (quanto ao peso, quanto ao peso × idade gestacional e quanto ao peso isoladamente) e posteriormente com todos os achados clínicos positivos, sempre se acrescentando novos diagnósticos, se existirem, até o momento da alta.

REFERÊNCIAS BIBLIOGRÁFICAS

1. Vaz FAC. *Assistência à gestante de alto risco e ao recém-nascido nas primeiras horas.* São Paulo: Atheneu, 1993.
2. Neme B. Propedêutica obstétrica. In: Neme B. *Obstetrícia básica.* São Paulo: Sarvier, 1995. p. 68-101.
3. Almeida FA. Nefropatia. In: Neme B. *Obstetrícia básica.* São Paulo: Sarvier, 1995. p. 249-56.
4. Mezzacapa MAPMS. Infecções perinatais: tuberculose. In: Marba STM, Mezzacapa FF. *Manual de neonatologia Unicamp – Caism.* Rio de Janeiro: Revinter, 1998, cap. 12.
5. Monaci J, Lerário AC. Diabetes. Neme B. *Obstetrícia básica.* São Paulo: Sarvier, 1995. p. 275-86.
6. Marques A. Assistência ao RN – Atendimento ao RN em sala de parto. In: Marba STM, Mezzacapa FF. *Manual de neonatologia Unicamp – Caism.* Rio de Janeiro: Revinter, 1998, cap. 2.
7. Bauer A, Neme B. Diagnóstico obstétrico. In: Neme B. *Pré-natal.* 2. ed. São Paulo: Manole, 1981. p. 102-6.
8. Mathias L. Sistema amniótico. In: Neme B. *Obstetrícia básica.* São Paulo: Sarvier, 1995. p. 25-27.
9. Cunha SP, Bailão LA. Propedêutica do líquido amniótico. In: Peixoto S. *Pré-natal.* 2. ed. São Paulo: Manole, 1981. p. 149-72.

10. Guariento A, Delascio D. *Obstetrícia operatória briquet.* 2. ed. Revisada, São Paulo: Sarvier, 1979. p. 3-11.
11. Marino WT, Costa HPF. Assistência perinatal. Secão 1. Estatística vital. In: Souza Rugolo LMS. *Manual de neonatologia – Sociedade de Pediatria de São Paulo.* 2. ed. Revista, ampliada e atualizada. São Paulo: Revinter, 2000. p. 1-2.
12. American Academy of Pediatrics — American Heart Association. *Manual de reanimação neonatal.* Disciplina de pediatria neonatal. Escola Paulista de Medicina. São Paulo: Universidade Federal de São Paulo, 1994 – Modificações, 2000.
13. Almeida MFB. Assistência na Sala de Parto. In: Costa HPF, Marba ST. *O recém-nascido de muito baixo peso.* São Paulo: Atheneu, 2003. p. 11-41. (Séries atualizações Pediátricas - SP. São Paulo).
14. Guidelines 2000 for Cardiopulmonary Resuscitation and Emergency Cardiovascular Care: International Consensus on Science.
15. Neme B. Obstetrícia normal: recém-nascido normal, caracteres e assistência. In: Neme B. *Obstetrícia básica.* São Paulo: Sarvier, 1995. p. 165-69.
16. Manta F, Kreiter S. The newborn examination: Part I. *American Family Physician,* North Carolina 2002 Jan.;65(1):61-68.
17. Capurro H, Konochezky S, Fonseca D *et al.* Método simplificado para el diagnóstico de la edad gestacional en el Recién Nacido. *Pub. Ciene (CLAP)* 1978;1016(732):168-72.
18. Naufel HG. Avaliação do RN. Seção 1. Avaliação da idade gestacional do RN. In: Souza Rugolo LMS. *Manual de neonatologia – Sociedade de pediatria de São Paulo.* 2. ed. Revista, ampliada e atualizada. São Paulo: Revinter, 2000. p. 37-43.
19. Battaglia FC, Lubchenco LO. A practical classification of newborn infants by weight and gestational age. *Pediatrics* 1967;71(2):159-63.

Retinopatia da Prematuridade (ROP)

Nelson de Almeida Filho

INTRODUÇÃO

A retinopatia da prematuridade (ROP) é uma doença, caracterizada pela deficiência na proliferação dos vasos da retina, principalmente em razão da falta de tempo hábil para esta proliferação fisiológica.

Acredita-se que, decorrente desta falta de formação, uma baixa de oxigênio neste local avascular pode ocorrer, gerando isquemia. O organismo, na tentativa de evitar maiores complicações, pode acabar formando neovasos, que são vasos incompetentes e permitem vazamentos e sangramentos, comprometendo a integridade da retina, em um estágio mais avançado.

Normalmente, os olhos terminam, embriologicamente, sua formação vascular apenas com 40 semanas da gestação, no extremo da periferia temporal da retina (última a se vascularizar).

Com 36 semanas, porém, a retina nasal já se encontra totalmente vascularizada.

Visto que esta é uma patologia principalmente de RNs prematuros, a melhor época para se avaliar estes RNs está entre a 4ª e a 7ª semana após o nascimento.

Os principais fatores de risco são:

- Muito baixo peso ao nascer (menos de 1.500 g).
- Idade gestacional abaixo de 32 semanas.
- Uso de oxigênio suplementar por mais de 50 dias.
- Doenças coexistentes.

Podemos dividir a ROP em 2 fases: aguda e crônica:

1. **Fase aguda**: ocorre a proliferação de vasos anormais, que se desenvolvem em associação à proliferação de fibrose. Quando, dessa forma, regridem, espontaneamente, em 85 a 90% dos casos.
2. **Fase crônica**: mais perigosa, podem ocorrer complicações, como o descolamento de retina, descolamento temporal da mácula (principal região da visão na retina) e perda visual grave. Esta ocorre em apenas 15% dos casos.

A doença, ainda, é classificada em zonas, de acordo com a região do fundo do olho em que acomete (Fig. 2-1).

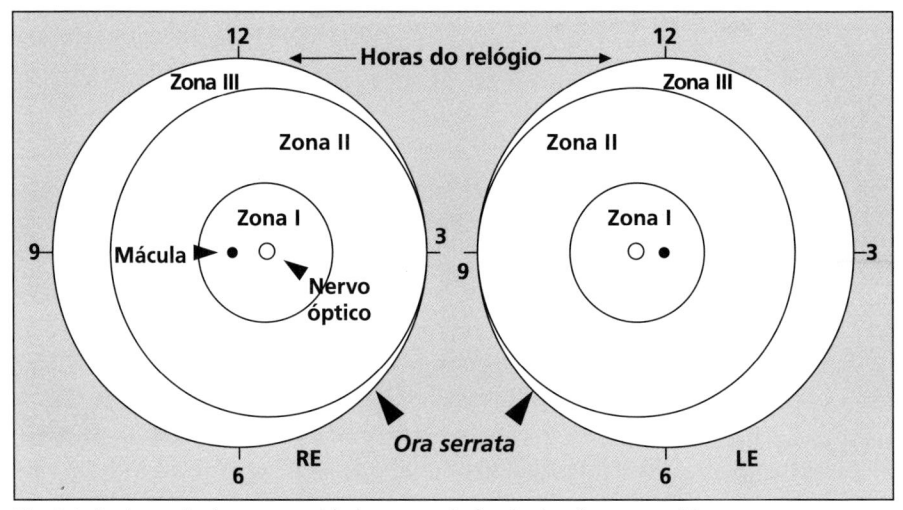

Fig. 2-1. Retinopatia da prematuridade: zonas de fundo de olho acometidas.

É considerada **Zona 1** quando atinge o polo posterior, local onde se localiza a mácula (principal região da visão), sendo esta uma área envolvida dentro de 60 graus de diâmetro em um círculo imaginário centrado no disco óptico.

A **Zona 2** estende-se além da zona 1 com um círculo maior, também centrado a partir do disco óptico, mas compreendendo até a *ora serrata* nasal (periferia da retina no extremo nasal do olho).

A **Zona 3** completa os círculos, compreendendo apenas o remanescente da periferia temporal da retina, anterior à Zona 2.

Retinopatia da Prematuridade (ROP)

Os estágios da doença são medidos em horas, como as de um relógio analógico, e apresentam uma evolução clássica (Fig. 2-2):

A) Linha de demarcação, que se forma entre a retina vascularizada e a não vascularizada.
B) Crista elevada.
C) Crista com tufos neovasculares extrarretinianos.
D) Descolamento de Retina subtotal:
- Fora da fóvea.
- Acometendo a fóvea (principal local da visão de cores).

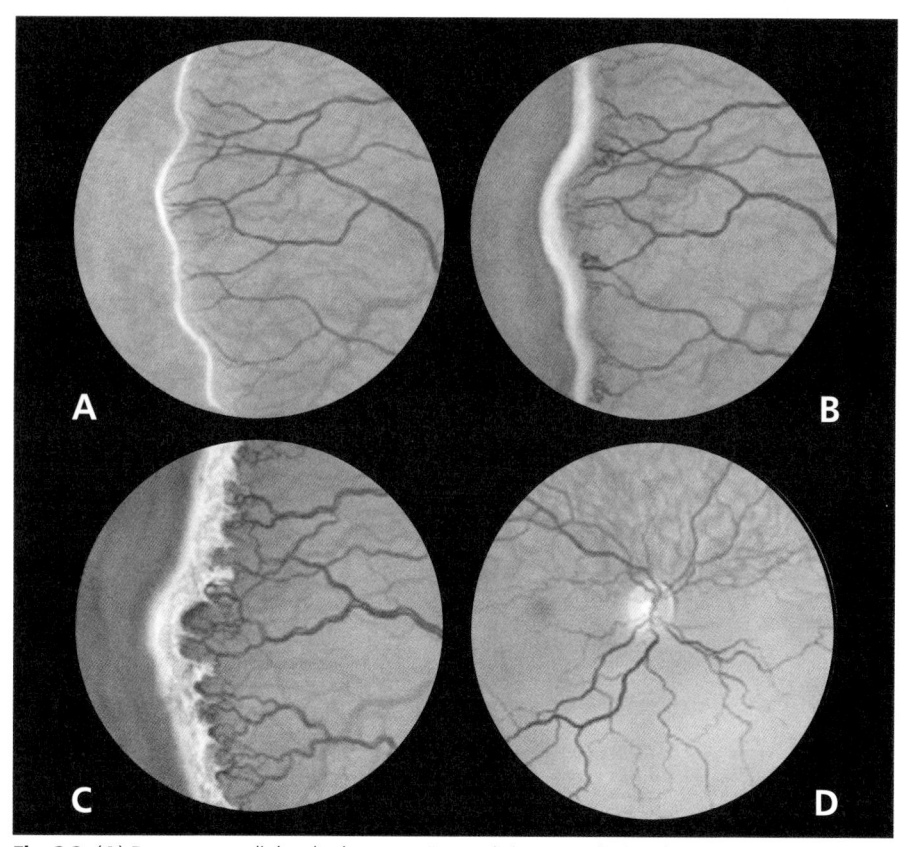

Fig. 2-2. (**A**) Demonstra a linha de demarcação, estágio 1 e exclusiva de Retinopatia da Prematuridade. (**B**) Apresenta a elevação da demarcação (crista), mas já com formação de neovasos, caracterizando estágio 3. (**C**) Demonstra a evolução natural do estágio 3, onde a proliferação de vasos e fibrose começa a tracionar a retina, levando aos estágios 4 e 5.
(**D**) Observam-se os estágios 4 e 5, com o descolamento da retina.

E) Descolamento de Retina total.
- *Doença Plus:* tortuosidade dos vasos no entorno do disco óptico, podendo ainda haver congestão da íris. Mostra um prognóstico pior e doença ativa.
- *Doença de Threshold:* neste caso de doença mais avançada, 50% dos pacientes podem evoluir para cegueira, se não houver tratamento. Consideramos Threshold quando a doença se apresenta no estágio 3 (crista com neovasos), com acometimento de Zonas 1 e 2 e Doença *Plus*, com 5 horas de envolvimento contínuo ou 8 horas não contínuas (cumulativas).
- Pré-Threshold:
  - Zona 1 acometida em qualquer estágio.
  - Zona 2 em estágios 2 ou 3.

Devemos dar atenção especial ao exame de fundo de olho quando em crianças de risco, com Muito Baixo Peso ao nascer (< 1.500 g), suplementação de oxigênio nos primeiros 7 dias de vida e em gestações de menos de 32 semanas.

TRATAMENTO

O tratamento, muitas vezes, não é necessário, devendo-se realizar o acompanhamento da criança com exames fundoscópicos periódicos.

Quando temos acometimento de Zona 1, com estágio 3 ou em qualquer estágio, mas com Doença *Plus*, devemos realizar a **fotocoagulação a *laser*.**

Nos estágios 4 e 5, em razão do descolamento da retina, faz-se necessária a realização da Vitrectomia, onde se retira o gel vítreo que preenche o olho na tentativa de "recolar" a retina, colocando-se um gel artificial de silicone.

COMPLICAÇÕES

Graus 1-2: podem ocorrer miopia (em 80% dos casos), estrabismo, pseudoestrabismo, anisometropia, ambliopia, distopia macular.

Graus 3-4: catarata, glaucoma, nistagmo, rubeose iridis, heterocromia iriana, ceratopatia em faixa, descolamento de retina, uveíte anterior, atrofia ocular *(phthisis bulbi)*.

Vinte por cento das crianças com ROP evoluem para a doença cicatricial, após "resolução" do quadro, que se pode mostrar leve, com pequenas alterações na periferia da retina, não graves, mas sem solução, até um novo descolamento de retina, que é mais grave e de difícil tratamento.

BIBLIOGRAFIA

Kanski JJ. *Oftalmologia clinica*. 6. ed. Rio de Janeiro: Elsevier, 2008.
Ávila M, Lavinsky Jr J, Moreira CA. *Retina e vítreo, série oftalmologia brasileira*. 2. ed. Rio de Janeiro: Cultura Médica, Guanabara Koogan, 2011.

Intervenção Fonoaudiológica em Recém-Nascidos Pré-Termo – Enfoque na Amamentação

Lucinéia Cortes Modes
Elizabeth Crepaldi de Almeida

INTRODUÇÃO

Os recém-nascidos pré-termo (RNPT), nascidos abaixo de 37 semanas de idade gestacional (OMS), na maioria, necessitam de hospitalização e cuidados especializados, após o nascimento.

A evolução do quadro clínico destes neonatos durante o período de internação depende não só das condições perinatais, mas também das intercorrências sofridas durante este período.

Um dos agravantes neste processo é a dificuldade que estes encontram para se alimentar, imposta entre outros problemas pelas imaturidades cronológica, neurológica, condições ao nascimento e eventos adversos à saúde. Estes fatores podem comprometer a habilidade de sugar e deglutir, refletindo para um risco de desnutrição.

A nutrição tem um significado crucial no 1º ano de vida da criança por se tratar de um período crítico para o desenvolvimento cerebral, e a desnutrição pode causar consequências a curto e longo prazos como déficits no aprendizado, memória e desenvolvimento cognitivo.[1]

Estudos atuais apontam para o leite humano, como o alimento ideal para os bebês. Calil V. et al.[2] ressaltam que, durante os primeiros 6 meses de vida, todos os lactentes devem permanecer em seio materno exclusivo, em decorrência não só do conjunto de nutrientes balanceados, mas também da produção de atividades protetoras e imunomodeladoras que podem proporcionar um crescimento adequado, proteção contra infecções e complicações clínicas e prevenção a reações alérgicas.

Victoria G.L. *et al.*[3] realizaram importante pesquisa que demonstrou um índice de QI maior em recém-nascidos amamentados no peito. A inteligência é beneficiada pela presença de ácidos graxos saturados de cadeia longa, essenciais para o desenvolvimento do cérebro.

Também, durante a amamentação, há uma correta participação dos músculos faciais, de língua, lábios e bochechas, que favorece um padrão respiratório adequado e bom desenvolvimento motor oral. Entende-se como uma etapa preparatória para a mastigação e fala do bebê.[4]

Dessa maneira, a escolha pelo leite materno tem sido benéfica para o crescimento e desenvolvimento dos lactentes, considerando-se as qualidades proteicas, fatores de crescimento, componentes celulares e desenvolvimentos cognitivo e motor oral proporcionados por este alimento.

As mães dos RNPT devem ser incentivadas a oferecer o seu leite visando não só ao adequado crescimento inicial, mas também ao posterior desenvolvimento. Deve-se considerar que a composição do leite da mãe do recém-nascido pré-termo é diferente da mãe do bebê que nasceu a termo, sendo composto por propriedades nutricionais e anti-infecciosas adequadas à idade gestacional de cada neonato.[5]

Na prematuridade, o sistema imune humano não está completamente desenvolvido ao nascimento, e as condutas com relação à alimentação devem ser extremamente criteriosas. Em razão da suscetibilidade às infecções respiratórias e enterais, a nutrição desses neonatos é um grande desafio, visto que as necessidades nutricionais dependem do peso ao nascimento, idade gestacional, patologias e terapêuticas utilizadas durante a hospitalização. A meta nutricional almeja um crescimento pós-natal que se aproxime do crescimento e ganho de peso intrauterino de um feto normal e da mesma idade gestacional.[6]

Embora a amamentação seja recomendada para os RNPT nem sempre ela é iniciada precocemente, já que muitos são alimentados, inicialmente, por sondas gástricas e leite artificial. O uso deste tipo de via pode retardar o amadurecimento das funções orais necessárias para sugar o seio materno.

Este capítulo pretende apresentar o trabalho fonoaudiológico que tem como objetivo alcançar a alimentação em seio materno exclusivo em recém-nascidos pré-termo ainda em uso de sondas gástricas.

DA SONDA AO PEITO – DESAFIO MULTIPROFISSIONAL

A produção de leite pela mama humana envolve, além do seu desenvolvimento na gravidez, a produção de vários hormônios e a ação direta do sistema nervoso central. Contudo, há mecanismos essenciais envolvidos na secreção e ejeção do leite, como a produção de prolactina e ocitocina.

A prolactina, hormônio responsável pela secreção do leite, sofre um aumento gradativo, que se inicia na gravidez, mas que só alcança bons níveis após o nascimento, por meio da sucção do bebê. A elevação dos níveis de prolactina depende do estímulo contínuo no seio materno e, caso a sucção seja interrompida, a secreção do leite poderá cessar em poucos dias.

O bebê nasce com reflexos orais que auxiliam na pega do seio materno, como procura e sucção. Os reflexos de sucção e deglutição aparecem ainda intraútero, entre 11 e 29 semanas, respectivamente, mas o treino destas funções e a coordenação entre elas e a respiração só ocorrem após o nascimento.[7]

Dessa maneira, o contato precoce entre mãe e bebê favorece a produção dos hormônios da lactação e possibilita que a amamentação ocorra de forma mais favorável e efetiva.[8]

Assim que o RNPT estiver clinicamente estabilizado, deve ser colocado em seio materno. Como a maioria apresenta baixo peso, em geral, se faz necessário complementar a mamada com infusão do leite pela sonda gástrica.[7]

A infusão deve ser feita concomitante à colocação do bebê em seio materno. Esta experiência favorecerá o amadurecimento dos reflexos e funções orais e proporcionará maiores chances de uma sucção funcional.[9] Conforme demonstra a Figura 3-1.

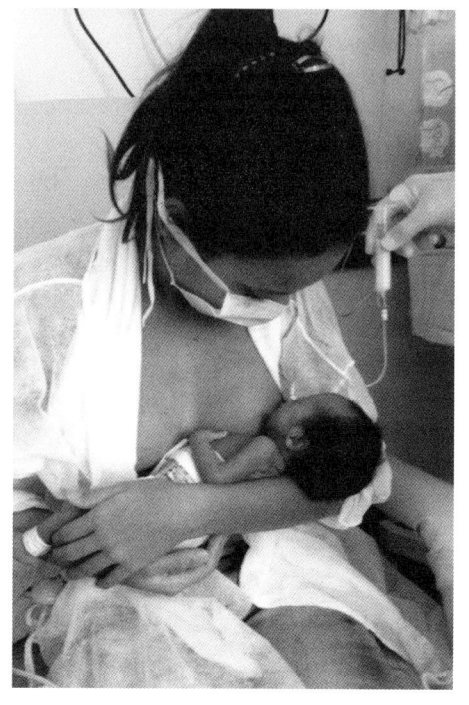

Fig. 3-1. Seio materno complementado por sonda gástrica.

As mamadas devem ser acompanhadas de rotina até que haja condições para a retirada total do complemento. A avaliação do fonoaudiólogo é muito importante, mas o acompanhamento de outros profissionais especializados em amamentação é essencial para o sucesso do aleitamento materno exclusivo em pré-termos, sendo necessário um alinhamento de condutas multiprofissionais que possam atender as necessidades de mães e filhos no período de hospitalização.

AVALIAÇÃO FONOAUDIOLÓGICA

Diariamente, a leitura do prontuário, de onde são retiradas as principais informações, como estado clínico do bebê, setor de internação, tipo de dieta, dispositivos e medicações, deve ser complementada por um encontro preliminar com a equipe de enfermagem, e serão somados, à avaliação anatomofuncional do sistema estomatognático, avaliação da mamada e critérios para retirada do complemento oferecido pela sonda gástrica.

AVALIAÇÃO ANATOMOFUNCIONAL DO SISTEMA ESTOMATOGNÁTICO

A avaliação anatômica de lábios, língua e palato é realizada por meio de observação clínica. O padrão de sucção é avaliado inicialmente por meio da EOD (estimulação oral digital). O avaliador deve investigar os itens descritos conforme demonstra a ficha a seguir:

FICHA DE AVALIAÇÃO FONOAUDIOLÓGICA PARA RECÉM-NASCIDOS DE BAIXO PESO

Lábios	Língua	Palato	Mandíbula
■ Alteração anatômica ☐ Presente, Quais _____ ☐ Ausente ■ Vedamento ☐ Suficiente ☐ Insuficiente	■ Frênulo ☐ Normal ☐ Fixação anteriorizada ☐ Curto ■ Posição ☐ Adequada ☐ Protrusão exagerada ☐ Retração exagerada ■ Movimentação ☐ Adequada: movimentos anteroposterior e coordenado da língua ☐ Alterada: movimentos posteroanterior e incoordenado da língua ☐ Ausente: ausência de movimentação ■ Canolamento ☐ Presente: elevação das bordas laterais e presença de sulco na região central da língua ☐ Ausente: ausência de resposta ■ Força ☐ Forte: forte compressão contra o palato, encontrando resistência na retirada do dedo da cavidade oral ☐ Fraca: fraca compressão contra o palato, encontrando pouca ou nenhuma resistência na retirada do dedo da cavidade oral ☐ Ausente: ausência de resposta	■ Alteração anatômica ☐ Presente, Quais _____ ☐ Ausente	■ Movimentação ☐ Adequada: movimento anteroposterior ☐ Alterada: movimentos verticiais e/ou travamento ☐ Ausente: ausência de movimentação

(Continua)

FICHA DE AVALIAÇÃO FONOAUDIOLÓGICA PARA RECÉM-NASCIDOS DE BAIXO PESO *(Cont.)*

Lábios	Língua	Palato	Mandíbula
	■ Ritmo ☐ Ritmado: mantém o número de sucções por pausa prevista em um mesmo intervalo ☐ Arritmado: altera o número de sucções por pausa entre os intervalos ☐ Ausente: ausência de sucção		

Estado de alerta		Sinais de estresse	
☐ Sim: mantém-se alerta durante o teste ■ Estimulação ☐ Parcial: mantém-se alerta apenas no início ou no final do teste ☐ Não: não se mantém alerta durante o teste		☐ Ausente: ausência de sinais de estresse ☐ Até três sinais de estresse ☐ Mais de três sinais de estresse **Os sinais de estresse a serem observados durante a avaliação são:** Variação de tônus Variação de postura Variação da coloração da pele Batimento de asa nasal Tiragem Dispneia Acúmulo de saliva Tremores de língua e/ou mandíbula Soluço Choro Queda de saturação identificada pela oximetria	

Ficha utilizada no Serviço de Fonoaudiologia Neonatal do Complexo Hospitalar de SBC. Elaborada por Modes, C.L.12.

A EOD é um procedimento importante para a **avaliação do padrão de sucção,** pois pode oferecer sinais importantes quanto ao posicionamento e força da língua, vedamento ou não dos lábios, movimentação e posicionamento da mandíbula, presença de reflexos orais exarcebados ou imaturos e ritmo de sucção entre outros. No entanto, para que a amamentação em seio materno seja exclusiva, o treino de sucção no peito da mãe deve ser priorizado, e as mamadas, acompanhadas sistematicamente.

AVALIAÇÃO DA MAMADA

A avaliação da mamada deve contemplar a posição da mãe, do bebê, a pega ao seio materno e o padrão de sucção durante a retirada do leite no seio materno.

A mãe precisa sentir-se confortável e pode escolher entre diversas posições, mas a posição escolhida deve favorecer a pega do bebê. De preferência orientamos a posição sentada com as costas apoiadas.

Para que a sucção seja efetiva, e a pega esteja correta, o bebê deve estar posicionado no colo da mãe com a coluna e a cabeça totalmente voltadas para o corpo dela. Esta posição possibilita o abocanhamento da aréola e a retirada do leite de forma mais eficaz. A pega apenas no mamilo pode fissurá-lo e evitar o esvaziamento da mama por completo (Fig. 3-2.)

O tempo dispensado para o esvaziamento das mamas é mais prolongado entre os prematuros, dado a imaturidade neurológica destes bebês. Assim, as mães devem ofertar o seio por um período mais longo, garantindo o esvaziamento total das mamas e o ganho de peso.

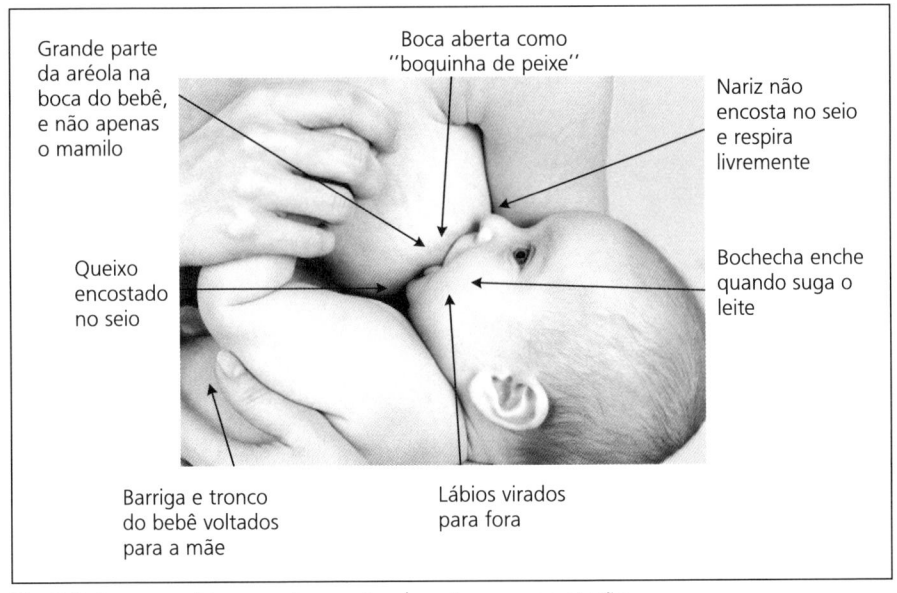

Grande parte da aréola na boca do bebê, e não apenas o mamilo

Boca aberta como "boquinha de peixe"

Nariz não encosta no seio e respira livremente

Queixo encostado no seio

Bochecha enche quando suga o leite

Barriga e tronco do bebê voltados para a mãe

Lábios virados para fora

Fig. 3-2. Pega e posicionamento corretos durante a amamentação.

RETIRADA DA SONDA GÁSTRICA

A retirada do complemento ao seio materno pela sonda deve ser feita de forma gradativa e criteriosa para que não haja prejuízos nutricionais e de hidratação, devendo-se avaliar fatores, como padrão de sucção adequado, número de mamadas ocorridas em 24 horas, produção de leite da mãe, ganho de peso e diurese do bebê.

Os resultados encontrados nesta avaliação vão determinar o início e a progressão desta retirada e neste período, a monitorização do profissional deve ser diária e sistemática. A sonda gástrica só deve ser sacada, quando a amamentação se estabelecer de formas segura e funcional.

CONCLUSÃO

O fonoaudiólogo contemporâneo que atua em unidades de cuidados neonatais deve cada vez mais aprimorar os seus conhecimentos em amamentação. As técnicas escolhidas para o atendimento a recém-nascidos pré-termo devem contemplar o apoio, a promoção e a proteção do aleitamento materno, visando proporcionar crescimento e desenvolvimento de melhor qualidade para estes neonatos.

REFERÊNCIAS BIBLIOGRÁFICAS

1. Oliveira PA, Siqueira PP, Abreu LC. Cuidados nutricionais ao recém-nascido de muito baixo peso. *Rev Bras Crescimento Desenvolv Hum* 2008 Ago.;18(2).
2. Calil TLMV, Mattar GJM, Novak RF, Almeida, Almeida GJA. Características do Leitedo Banco de Leite Humano. In: Aprile MM, Feferbaum R. *Banco de leite Humano.* São Paulo: Ed. Atheneu, 2011, p. 83-86.
3. Victoria GC, Horta LB, Mala LC *et al.* Beastfeeding and inteligence. *Lancet Global Health* 2015 March 18.
4. Messias Filho OP, Jardim CTP, Rocha LCM *et al.* Importância da amamentação no desenvolvimento da criança saudável. *Arq Bras Odontol* 2008;4(2):76-80.
5. Lamounier AJ, Vieira OG, Gouveia CL. Composição do leite humano – Fatores nutricionais. In: Rego DJ. *Aleitamento materno.* São Paulo: Atheneu, 2001. p. 47-57.
6. Aprile MM, Feferbaum R. Banco de leite humano e prematuridade. In: Aprile MM, Feferbaum R. *Banco de leite humano.* São Paulo: Atheneu, 2011. p. 91-99.
7. Douglas RC. Fisiologia da sucção. In: Douglas RC. *Tratado de fisiologia aplicada à fonoaudiologia.* São Paulo: Robe, 2002. p. 338-44.
8. Mello Jr W, Romualdo SG. Anatomia e fisiologia da lactação. In: Carvalho MR, Tamez NR. *Amamentação. Bases científicas para a prática profissional.* Rio de Janeiro: Guanabara Koogan, 2002.
9. Modes LC. Técnicas de alimentação de bebês em condições especiais. In: Aprile MM, Feferbaum R. *Banco de leite humano.* São Paulo: Atheneu, 2011. p. 129-35.

Estimulação Sensório-Motora Intra e Extraoral em Neonatos Prematuros – Revisão Bibliográfica

Esther Ferreira Lemes
Thais Helena Marçal Morais Silva
Aline de Morais Arieta Correr
Elizabeth Crepaldi de Almeida
Karen Fontes Luchesi

INTRODUÇÃO

Este trabalho com poucas adaptações está para ser publicado na Revista Cefac-Saúde e Educação (atualização científica em saúde e educação).

O trabalho fonoaudiológico, realizado em hospitais com foco no recém-nascido de risco, tem conquistado cada vez mais espaço. Tem como proposta detectar problemas e propor soluções aos neonatos que apresentam dificuldades em se alimentar por via oral (VO), decorrente de sua imaturidade orgânica.[1]

O fonoaudiólogo está inserido na equipe mínima de profissionais que atua junto aos recém-nascidos de risco em Unidades de Terapia Intensiva Neonatal (UTIN). Sua participação é prevista pelo Ministério de Saúde por meio da portaria nº 930 que está em vigor desde 10 de maio de 2012.[2] A este profissional são encaminhados, para avaliação, os recém-nascidos que não coordenam sucção, deglutição e respiração (SDR), neonatos letárgicos com sucção débil, apneia, queda nos níveis de saturação durante alimentação, episódios de refluxo gastroesofágico, tosse durante ou após a deglutição e aqueles que fazem uso de sonda gástrica.[3]

A prematuridade é um dos principais fatores desencadeantes de riscos e complicações neonatais, pois detém o desenvolvimento adequado do recém-nascido (RN). Além disso, a criança prematura está propensa a outras complicações futuras, como o comprometimento do desenvolvimento de sua função cognitiva.[4]

De acordo com a Organização Mundial de Saúde (OMS), o recém-nascido pré-termo (RNPT) ou prematuro é aquele que nasce antes da 37ª semana gestacional. A classificação para esses neonatos é fundamentada na idade gestacional (IG), no peso ao nascer, na relação do peso com a IG e também com a idade gestacional corrigida (IGC). Esses dados são utilizados na avaliação da estatura e desenvolvimento do bebê após a 40ª semana.[5]

O crescimento fetal intrauterino ocorre de maneira acelerada, pois os órgãos passam por constantes divisões celulares, necessárias para o seu completo desenvolvimento, portanto, a prematuridade ou interrupção no tempo gestacional adequado expõe o RN a fatores que comprometem sua maturação pulmonar, seu sistema sensório-motor-oral (SSMO) e sua função termorreguladora, além de restringir sua reserva nutricional de gorduras por questões anatomofisiológicas.[5]

Outros autores acrescentam que essa falta de maturação orgânica traz como consequência a incoordenação entre sucção, deglutição e respiração (SDR) e submete o RNPT com menos de 34 semanas ao uso de sonda gástrica, como via alternativa de alimentação. Este procedimento invasivo, mas necessário, priva a criança de receber os estímulos sensoriais que são importantes para o desenvolvimento do seu SSMO.[1]

A intervenção fonoaudiológica em UTIN se baseia na estimulação do sistema estomatognático para adequação das funções orais, a fim de que o RN consiga, o mais breve possível, se alimentar por VO e ser posicionado ao seio materno.[1] A estimulação precoce dessas funções no RNPT apresenta resultados satisfatórios de maneira global.[6]

O conhecimento das técnicas utilizadas em ambiente hospitalar infantil, bem como de seus impactos na vida da criança, é essencial para promoção do aleitamento materno exclusivo, contribuindo não apenas com a antecipação da alta hospitalar do neonato prematuro, mas também com uma alimentação adequada, segura e eficaz.

Tendo em vista o trabalho fonoaudiológico, o presente artigo tem por objetivo realizar revisão sistemática das literaturas nacional e internacional a fim de elencar diferentes técnicas para maturação do SSMO e elucidar sobre a eficácia das mesmas em neonatos pré-termo que permaneceram em ambiente hospitalar.

MÉTODOS

Trata-se de uma revisão sistemática das literaturas nacional e internacional. Em setembro de 2013, foram selecionados artigos publicados em periódicos indexados nas bases de dados "Literatura Latino-Americana e do Caribe em Ciências da Saúde" (LILACS), *"Scientific Electronic Library"* (SciELO) e *"Medical Literature Analysis and Retrieval System Online"* (MEDLINE).

A partir da consulta aos Descritores em Ciências da Saúde (DeCS), foram selecionadas as Palavras-chave em português (e inglês): recém-nascido *(newborn)*, estimulação oral *(oral stimulation)* e alimentação *(feeding)*. Tais descritores foram dispostos de formas isolada e combinada de todas as maneiras possíveis, respeitando-se os limitadores: humanos, recém-nascidos e idioma de publicação, português ou inglês.

Após leitura por dois pesquisadores, foram selecionados apenas artigos que elencassem técnicas utilizadas em ambiente hospitalar neonatal com recém-nascidos pré-termo, publicados entre 2006 e 2013.

A análise dos dados foi realizada de formas qualitativa e quantitativa. A análise qualitativa se deu a partir da disposição dos resultados nas seguintes categorias: técnicas utilizadas no Brasil; técnicas utilizadas em outros países; técnicas consideradas eficazes; técnicas consideradas não eficazes ou estatisticamente não significativas. A categorização, quanto à eficácia das técnicas, foi fundamentada na conclusão das publicações analisadas.

A análise quantitativa foi com base na obtenção das frequências absoluta e relativa (porcentagem) dos resultados classificados nas categorias supracitadas.

Foram excluídos os artigos publicados fora do período proposto, artigos repetidos; artigos que não estivessem disponíveis *online* ou que não atendessem aos objetivos do trabalho.

REVISÃO DA LITERATURA

Panorama geral

Inicialmente, foram encontrados 47 artigos, contudo, apenas 17 preencheram os critérios de inclusão e foram analisados (Fig. 4-1).

A maioria dos trabalhos, tanto em âmbito nacional quanto internacional, teve sua amostra constituída a partir de sujeitos com prematuridade, ausência de malformações de cabeça e pescoço, síndromes genéticas, hemorragia intracraniana graus III e IV, asfixia perinatal, encefalopatia bilirrubínica, sepse, broncodisplasia severa, leucomalácia periventricular e enterocolite necrosante.

Entre os artigos nacionais, ficou evidente a prática da sucção não nutritiva (SNN) com dedo enluvado como principal técnica inserida nas UTIN. Além desta prática, a SNN com utilização de bicos sintéticos e a sucção nutritiva

Palavras-chave: recém-nascido *(newborn)*, estimulação oral *(oral stimulation)* e alimentação *(feeding)*.
Limitadores: humanos, recém-nascidos e idioma de publicação, português ou inglês.
Bases de dados: "Literatura Latino-Americana e do Caribe em Ciências da Saúde" (LILACS), "Scientific Electronic Library" (SciELO) e "Medical Literature Analysis and Retrieval System Online" (MEDLINE).
Período de publicação: 2006–2013.

ARTIGOS INCLUÍDOS (n = 17)
- 11 Nacionais (brasileiros)
- 6 Internacionais

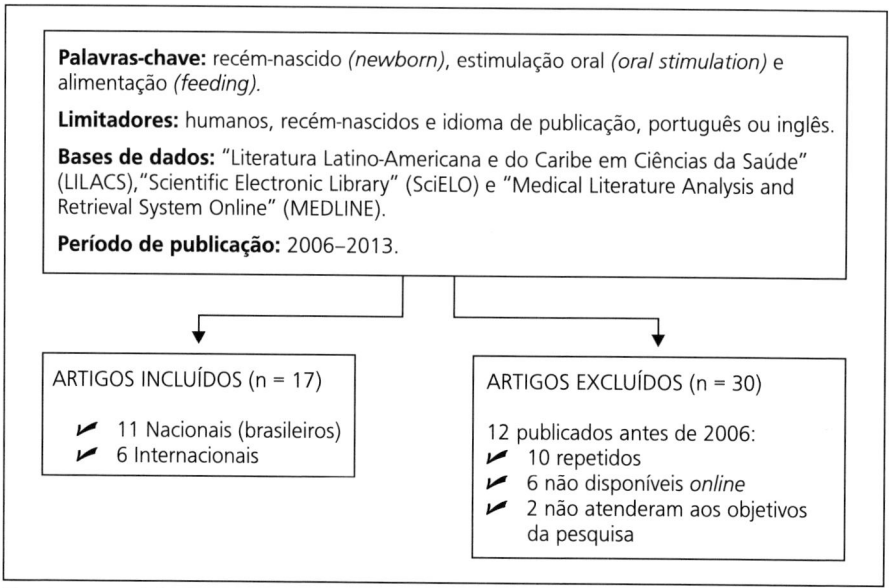

ARTIGOS EXCLUÍDOS (n = 30)
12 publicados antes de 2006:
- 10 repetidos
- 6 não disponíveis *online*
- 2 não atenderam aos objetivos da pesquisa

Fig. 4-1. Estratégia de pesquisa e seleção de publicações.

(SN), realizada em mamadeira, apresentaram-se como alternativa para fins de estimulação oral e alimentação. Estas intervenções foram citadas como as mais exercidas, enquanto que a SNN, em mama vazia, e SN, em seio materno, se enquadraram entre as técnicas menos referidas pelos autores (Quadro 4-1).

Os artigos internacionais mencionaram a técnica de SNN com bico sintético e a estimulação sensório-motora-oral como mais presentes na estimulação de neonatos pré-termo. A SNN com bico sintético, também, foi praticada

Quadro 4-1. Citação de técnicas utilizadas em unidades de terapia intensiva neonatal com neonatos pré-termo em periódicos nacionais (2006-2013)

Técnicas	N° de citações em artigos	Porcentagem (%)
SNN com dedo enluvado	11	34
SNN com chupeta ortodôntica	6	18
SN em mamadeira	6	18
Estimulação oromotora	4	12
SN em copo	2	6
SN em seio materno	2	6
SNN em mama vazia	1	3
SN em sonda dedo	1	3
Total	33	100

SNN = sucção não nutritiva; SN = sucção nutritiva.

Quadro 4-2. Citação de técnicas utilizadas em unidades de terapia intensiva neonatal com neonatos pré-termo em periódicos internacionais (2006-2013)

Técnicas	N° de citações em artigos	Porcentagem (%)
SNN com chupeta	4	29
Estimulação sensório-motora-oral	4	29
Estimulação tátil sinestésica	2	14
SNN com chupeta eletrônica (*NTrainer*®)	2	14
SNN com dedo enluvado	1	7
SN em mamadeira + suporte oral	1	7
Total	14	100

SNN = sucção não nutritiva; SN = sucção nutritiva.

com novo aparato tecnológico, uma chupeta eletrônica pressurizada, denominada *NTrainer*® (Quadro 4-2).

A SNN com dedo enluvado, diferentemente do Brasil, foi pouco citada pelos autores internacionais. O aleitamento natural ou técnicas que mais se aproximam a essa prática não foram descritas nos trabalhos internacionais analisados.

Embora existam diferenças nas intervenções descritas nos artigos nacionais e internacionais, todos os trabalhos enfatizaram que as técnicas que mais se aproximam do aleitamento natural são pouco praticadas com os neonatos nascidos prematuramente.

A maioria dos estudos analisados concorda que a estimulação oral em RNPT proporciona a aceleração no amadurecimento das funções orais e, portanto, redução no tempo de internação destes bebês (Quadro 4-3).

A eficácia sugerida para as técnicas utilizadas foi quantificada no Quadro 4-4. A SNN com dedo enluvado novamente aparece como a precursora das demais intervenções, caracterizando seu benefício para a maturação do SSMO em RNPT. Poucos autores atribuem a melhora do padrão oral dos RNPT apenas ao processo de desenvolvimento natural de forma isolada, o que sugere a importância da intervenção fonoaudiológica nesses bebês.

Panorama nacional

A literatura descreve a estimulação da SNN como benéfica, pois adequa a musculatura oral, contribui com o ganho ponderal do RN, regula os estados de consciência e facilita o processo de digestão, permitindo que a transição da alimentação por sonda para VO seja antecipada.[7]

A intervenção fonoaudiológica com bebês de risco é iniciada, geralmente, pela SNN, para avaliação e estimulação da sucção. A técnica, também, tem por objetivo observar o ritmo, a força e o número de eclosões realizadas pelos bebês.[8]

Quadro 4-3. Eficácia de técnicas combinadas para maturação do sistema sensório-motor-oral utilizadas em neonatos pré-termo, segundo revisão bibliográfica (2006-2013)

Autores (ano de publicação)	Técnicas aplicadas	Conclusão
Neiva e Leone[18]	SNN com dedo enluvado, SNN com chupeta, SN em mamadeira	E
Boiron et al.[32]	SNN com dedo enluvado, SN em mamadeira com suporte oral, estimulação sensório-motora-oral	E
Neiva e Leone[18]	SNN com dedo enluvado, SNN com chupeta	NE
Rocha e Delgado[13]	SNN com dedo enluvado, SNN com chupeta, SN em mamadeira, SN em seio materno	E
Barlow et al.[35]	SNN com chupeta eletrônica (NTrainer®)	E
Pimenta et al.[12]	SNN com dedo enluvado, SNN com chupeta	E
Poore et al.[34]	SNN com chupeta eletrônica (NTrainer®)	E
Bauer et al.[9]	Estimulação sensório-motora-oral, SNN com dedo enluvado	E
Delgado[14]	SNN com dedo enluvado, SNN com chupeta, SN em mamadeira	E
Yamamoto et al.[27]	SN em mamadeira	NE
Hwang et al.[33]	SNN com chupeta, estimulação sensório-motora-oral	NE
Yamamoto et al.[10]	SNN com dedo enluvado, estimulação sensório-motora-oral	E
Costa et al.[15]	Estimulação sensório-motora-oral, SNN com dedo enluvado	NE
Fucile et al.[30]	Estimulação sensório-motora-oral, estimulação tátil sinestésica, SNN com chupeta	E
Medeiros e Bernardi[23]	SNN com dedo enluvado, SNN com mama vazia, SN em seio materno, SN em copo, SN em mamadeira	E
Calado e Souza[11]	Estimulação sensório-motora-oral, SNN com dedo enluvado, SN em copo, SN com sonda dedo	E
Fucile et al.[31]	Estimulação sensório-motora-oral, SNN com dedo enluvado, estimulação tátil sinestésica (tronco e membros)	E

LE = eficaz; NE = não eficaz ou não significativa; SNN = sucção não nutritiva; SN = sucção nutritiva.

Quadro 4-4. Número de publicações que julgam a eficácia de técnicas para maturação do sistema sensório-motor-oral segundo a conclusão dos autores estudados

Técnicas	Eficaz (N)	Não eficaz ou Não significativo (N)
SNN com dedo enluvado	9	2
SNN com chupeta	6	2
SNN com chupeta eletrônica	2	0
SNN com mama vazia	1	0
SN com copo	2	0
SN em seio materno	2	0
SN com sonda dedo	1	0
SN com mamadeira	3	2
SN com mamadeira + suporte oral	1	0
Estimulação sensório-motora-oral	5	2
Estimulação tátil sinestésica	2	0
Total	34	8

SNN = sucção não nutritiva; SN = sucção nutritiva.

A SNN é, normalmente, realizada com o dedo mínimo enluvado. Esta técnica é descrita como eficaz por promover o amadurecimento dos reflexos orais do RN, proporcionando adequada coordenação entre sucção, deglutição e respiração.[3] A SNN, também, auxilia na oxigenação cerebral, acalma e melhora a organização dos bebês pré-termo.[6]

A revisão da literatura evidenciou que a SNN com dedo mínimo enluvado, quando associada a massagens intraorais, acelera a transição da alimentação por sonda para a via oral, sem comprometer o ganho de peso dos recém-nascidos pré-termo. Para a verificação da eficácia de tal intervenção, junto ao RNPT, são necessárias observações minuciosas das frequências respiratória e cardíaca, tempo de transição entre sonda e via oral plena e incremento de peso.

As intervenções aceleraram o processo de maturação e coordenação dos músculos utilizados na sucção dos neonatos.[9,10] Tanto a SNN com dedo mínimo enluvado como estimulação oromotora do SSMO melhoram as respostas quanto os reflexos orais, o padrão de SN e o aproveitamento da dieta oral, contribuindo, assim, com o aleitamento materno exclusivo.[11]

Pimental *et al.*[12] utilizaram a técnica de SNN com dedo mínimo enluvado, para avaliação e estimulação de 98 RNPT de muito baixo peso e concluíram que estes RNs foram significativamente beneficiados pela intervenção.

Rocha e Delgado[13] descreveram a estimulação orodigital em RNPT com gastrosquise (patologia gastrointestinal) associada à prematuridade. Os autores concluíram que a SNN com dedo enluvado, associada à estimulação extraoral, proporcionou adequação do sistema estomatognático e contribuiu com a promoção do aleitamento materno.

Delgado[14] relata resultados positivos para a transição da alimentação por sonda para VO, mediante a estimulação do sistema estomatognático de RNPT com síndrome genética (Síndrome de Pterígio-Poplíteo). Os resultados não foram atribuídos especificamente à técnica de SNN com dedo mínimo enluvado, mas à sua aplicação concomitante à sucção de chupeta ortodôntica e mamadeira.

Ainda que diante de várias evidências benéficas acerca da estimulação orodigital associada a massagens extra e intraoral, Costa *et al.*[15] investigaram o impacto dessa estimulação sobre as frequências cardíaca e respiratória, taxa de transferência (valor obtido pela divisão entre o volume ingerido por via oral e o volume prescrito em mililitros), tempo de transição de dieta entre sonda e via oral plena e incremento de peso dos RNPT; e concluíram que as diferenças entre os 13 RNPT estimulados e os 15 RNPT do grupo-controle não foram estatisticamente significativas.

Bonifácio[16] também citou a SNN com dedo enluvado, ou estimulação orodigital, associada a massagens extra e intraoral, como promotora da coordenação de SDR, não comprometendo o estado comportamental do bebê e contribuindo com uma melhor organização neurológica.

Preconiza-se que o trabalho de estimulação extra e intraoral seja realizado antes do horário de alimentação do RN, e que a estimulação da sucção ocorra durante a oferta da dieta por gavagem, para que o bebê associe saciedade ao ato de sugar. Alguns autores[6,12,13] defendem a utilização de dedo enluvado e chupeta ortodôntica nessas intervenções.

Delgado *et al.*[14] fizeram uso da técnica de SNN com dedo mínimo enluvado apenas para avaliação do padrão de sucção dos RNPT. Para o trabalho voltado ao desenvolvimento do SSMO, optaram pelo uso de bicos ortodônticos, como principal recurso de estimulação. Sendo assim, o sucesso da intervenção foi atribuído à estimulação realizada com a chupeta e não à estimulação orodigital.

O impacto da chupeta na vida dos RNPT, seja no período de internação, ou após a alta hospitalar, tem sido alvo de muitas discussões sobre os benefícios e os malefícios do uso de bico artificial neste tipo de estimulação.

Pela amostra de publicações analisadas, foi possível observar que muitos profissionais fazem uso da chupeta como técnica de SNN em neonatos prétermo.

Pimenta *et al.*[12] citam que os RNPT de muito baixo peso podem ser beneficiados pela SNN com dedo enluvado e bico sintético. Tal benefício é compreendido pela melhora no processo de sucção, desenvolvimento do SSMO e obtenção de alta hospitalar com liberação de dieta VO em seio materno. Os autores observaram menor tempo de SNG em recém-nascidos submetidos à sucção de chupeta durante a gavagem.

Ressalta-se que a estimulação da SNN, quando realizada com chupetas, segue critérios específicos. A maioria dos artigos pesquisados refere a chupeta específica para pré-termo da marca Nuk®, como ideal para estimulação.

Neiva e Leone[17] inferem que a sucção de chupeta, com tais especificações, pode contribuir para o vedamento labial, acanolamento de língua e coordenação entre SDR, aspectos importantes para antecipação da dieta por VO e alta hospitalar.

Em outro estudo, Neiva e Leone[18] sugerem que a evolução pós-natal do ritmo de sucção é, principalmente, atribuída ao processo de maturação, ou seja, apesar dos aspectos positivos evidenciados pela estimulação da sucção com bico ortodôntico, a melhora no ritmo de sucção do RN ocorre, principalmente, associada à idade gestacional corrigida.

Em consonância com os estudos que defendem o uso de chupeta como meio de estimulação oromotora eficaz, Volkmer[19] reforça seu uso como fonte de estímulo, a fim de manter o RNPT em estado de alerta, o que pode ser associado a uma melhor alimentação e maior organização comportamental. Além disso, afirma que a estimulação da SNN com chupeta não provoca alterações no padrão respiratório, que é fundamental para estes bebês, que desde muito cedo precisam ser submetidos à oxigenoterapia e uso de surfactante.

A chupeta é um instrumento bastante utilizado para a estimulação da SNN, no entanto, preconiza-se o uso do dedo enluvado e do copo para que o recém-nascido não faça confusão entre o bico sintético e o mamilo materno.[3] Estudos mostram que a sucção de bicos sintéticos está, frequentemente, associada ao desmame precoce.[20,21] Infelizmente, segundo Venson *et al.*,[22] a estimulação orodigital tem sido uma técnica pouco utilizada.

Para que o RNPT não realize a confusão de bicos, e para que a amamentação seja incentivada, a técnica de SNN em mama vazia é uma alternativa plausível. Ao mesmo tempo em que se estimula a SNN, é segura ao bebê que não coordena SDR e estabelece o vínculo afetivo entre o binômio mãe e filho.[23]

É sabido que o uso inadequado da chupeta provoca danos no desenvolvimento da fala, pois reduz o balbucio, a imitação de sons e a evocação de palavras. Castilho e Rocha[24] acrescentam que, com relação ao sistema estomatognático, esse tipo de SNN altera a mobilidade da língua e sua posição de repouso na cavidade oral, dificultando a deglutição e, também, a mastigação. Os movimentos de anteriorização da língua, ainda, alteram a pressão intraoral, resultando na protrusão dos dentes e favorecendo quadro de respiração oral posteriormente. O RNPT, que faz uso de chupeta no período de estimulação, fica predisposto ao vício deste tipo de SNN e suscetível às alterações mencionadas anteriormente no decorrer de sua infância.[24]

O RNPT é considerado apto a receber a dieta por VO ao apresentar condições favoráveis, como sucção adequada, coordenação entre SDR e adequado desmame da sonda. Além das técnicas citadas anteriormente (em SNN), a SN, em mamadeira ou em seio materno, apresenta-se com uma das vertentes para estimulação e alimentação do RNPT. A estimulação natural em seio materno é preferível à mamadeira, pois proporciona a exercitação da musculatura perioral para o adequado desenvolvimento do sistema estomatognático, satisfaz o bebê emocionalmente, estreitando o vínculo entre a mãe e filho e antecipa a alta hospitalar.[25]

Um estudo, realizado com RNPT portador da síndrome de pterígio poplíteo, que causa também anomalias craniofaciais, evidenciou melhora em seu padrão oral após intervenção fonoaudiológica. A transição da dieta de sonda para VO foi realizada com SN em mamadeira. Os resultados demonstraram normalização de abertura de boca, adequação dos reflexos de mordida e *gag*, aumento do número de sucções com força e coordenação adequada, estabilidade respiratória e aceitação plena de dieta por VO. Vale ressaltar que, nesse estudo, foi realizado trabalho de estimulação de SNN antes da oferta da dieta por VO, o que contribuiu substancialmente com os resultados.[14]

Delgado[14] sugere que quando, além da prematuridade, o bebê for portador de alguma patologia que prejudique ou impossibilite o posicionamento ao seio materno, as técnicas poderão ser adaptadas, respeitando-se as particularidades de cada RN. A autora destaca que, de qualquer modo, o aleitamento materno deve ser priorizado por ser o perfeito alimento para o bebê nessa fase.

Corroborando essa afirmativa, Pedras *et al.*[26] destacam que o leite materno é o alimento ideal para neonatos, pois nutre de maneira plena, proporciona o desenvolvimento craniofacial por meio dos movimentos de ordenha e sucção, favorecendo as funções respiratórias, mastigatórias de deglutição e fonação. Além de contribuir para o vínculo afetivo entre mãe e bebê, reduz custos e, sobretudo, incide sobre a queda da morbimortalidade infantil.[26]

A SN em mamadeira, utilizada na UTIN, pode ser aplicada como técnica facilitadora, quando realizada de forma adequada, com vistas ao aleitamento materno efetivo.[23] Para Medeiros e Bernardi,[21] a mamadeira pode ser utilizada com o objetivo de constatar presença ou ausência de sucção, mas não contribui com o amadurecimento do SSMO do RNPT. Para alguns autores[17,27] o amadurecimento do SSMO e a antecipação da alta hospitalar, também, são conferidos ao avanço da IGC. Sendo assim, questionam se de fato o uso da mamadeira gera algum tipo de benefício no período de internação desses bebês.

Neiva[28] ressalta que o uso da mamadeira pode colocar em risco a vida do RN, pois os bicos com furos grandes liberam um maior fluxo de leite, podendo provocar engasgos. Além disso, bicos sintéticos contribuem com o desmame precoce que, por sua vez, está diretamente ligado com a instalação de hábitos deletérios que impactam negativamente a mastigação, deglutição, respiração e articulação dos fonemas.[28]

A Organização Mundial de Saúde, visando à promoção da amamentação exclusiva e idealizando os "dez passos para o sucesso do aleitamento materno", insere nesse contexto o uso do copo. Trata-se de um método alternativo de alimentação por VO na ausência da mãe, para que o RN não realize confusão entre o bico da mamadeira e o mamilo materno.[26]

O copo, também, é descrito como técnica facilitadora para os bebês que estão em fase de transição da sonda para VO em seio materno e, também, como um instrumento avaliativo da SDR entre os RNPT.[11,23]

Do ponto de vista anatomofisiológico, o uso do copo não é o meio mais adequado para alimentação do RN. No entanto, segundo Almeida e Modes,[3] trata-se de uma alternativa para se evitar o uso da mamadeira e proporcionar às puérperas confiança para seguir com o aleitamento materno exclusivo.

Outra alternativa para se evitar o uso de bicos artificiais, dentro do ambiente hospitalar infantil, é a SN por meio da técnica de sonda-dedo. Calado e Souza[11] citam a técnica e referem que a mesma também pode ser utilizada para avaliação da maturação do reflexo de sucção, deglutição e coordenação entre SDR. Basearam seu trabalho na quantidade de dieta ingerida pelos RNs e constataram melhora nos reflexos orais e no padrão de SNN, apresentando melhor aproveitamento da dieta por VO.

Segundo Almeida e Modes,[3] a técnica sonda-dedo pode ser indicada aos recém-nascidos que não recebem bem a dieta por copo, que necessitam de maior tempo de internação ou para os que apresentam complicações de ordem neurológica. Para aplicação da técnica, deve-se utilizar sonda gástrica (número seis) fixada em dedo mínimo enluvado e posicionada dentro de um copo com leite. Tem por objetivo proporcionar a exercitação da musculatura orofacial, promovendo, assim, o amadurecimento do padrão de sucção.[3]

Fujinaga et al.[29] relatam que a técnica sonda-dedo pode ser realizada com sonda gástrica conectada a uma seringa com êmbolo e fixada em dedo mínimo enluvado. Segundo os autores, essa técnica deve servir de auxílio para a adequação do padrão de sucção nos RNPT ou RN a termo que apresentem disfunções orais. O leite humano deve ser sempre priorizado durante a oferta, para que a técnica se torne mais próxima ao aleitamento natural.[29]

Panorama internacional

As técnicas mais evidenciadas no âmbito internacional seguiram, no geral, uma combinação de procedimentos para estimulação oromotora concomitante à estimulação tátil sinestésica.

Fucile et al.[30] realizaram estudo experimental com 75 RNPT, baseando a intervenção fonoaudiológica em técnicas de estimulação do SSMO e estimulação tátil-sinestésica corporal. A estimulação do SSMO consistiu no acariciamento das bochechas, lábios, gengivas e língua, enquanto que a estimulação tátil foi realizada por meio de toques na cabeça, pescoço, costas, braços e pernas. Esse estudo evidenciou que os grupos que receberam as estimulações, tanto isoladas quanto combinadas, apresentaram melhora na coordenação de SDR e anteciparam a transição da dieta por sonda para VO plena.

Esses autores realizaram outro estudo utilizando as mesmas técnicas e a mesma amostragem, especificando, no entanto, a SNN com uso de chupeta. Esse estudo indicou resultado positivo da estimulação tátil sinestésica sobre o padrão do SSMO dos RNPT. Os resultados evidenciaram que a prática isolada das técnicas proporciona efeitos positivos, porém, apenas a combinação entre elas é de fato satisfatória.[31]

Boiron et al.[32] desenvolveram estudo experimental com 43 RNPT. Os recém-nascidos foram divididos em três grupos, um grupo de estimulação sensório-motora-oral, um grupo de estimulação e suporte oral, e outro grupo apenas de suporte oral, considerado pelos pesquisadores, como grupo-controle. Para o suporte oral, o terapeuta, com a mão esquerda, apoiava um lado da bochecha do RN em direção ao lábio. Com a outra mão pressionava o outro lado da bochecha com o dedo anelar. Enquanto o dedo mínimo dava suporte à mandíbula abaixo do queixo, os demais dedos serviam como suporte à mamadeira. A estimulação foi descrita como massagens em bochechas, lábios e língua, SNN com dedo enluvado para eliciação dos reflexos de sucção e deglutição e SN com mamadeira. O terapeuta deveria realizar pausas regulares, posicionando o bico da mamadeira no canto da boca do neonato. Dessa forma, foi observado melhor controle da SDR.

Foi utilizada chupeta pressurizada para coletar informações acerca do ritmo de sucção do neonato. Essa chupeta foi conectada a um aparelho amplificador de pressão, que enviava informações sobre o padrão de sucção a um computador para posterior análise. O estudo concluiu que a estimulação intraoral aumentou a salivação e facilitou o processo de deglutição. Contudo, o foco do trabalho foi voltado às técnicas de SN com mamadeira, associada ao suporte oral. Os resultados demonstraram que o suporte oral influenciou positivamente no desempenho à alimentação e nos parâmetros de sucção na população estudada.[32]

Hwang et al.[33] abordaram a eficácia da transição da dieta por gavagem para a dieta por VO, mediante intervenção com técnica de estimulação motora peri e intraoral em 90 bebês pré-termo. Foi ofertada chupeta como estímulo de SNN. Tanto os RNPT estimulados, como o grupo-controle, não apresentaram desempenho estatisticamente diferente, mas com relação ao trabalho de SNN, o grupo estimulado apresentou maior número de sucções que o grupo-controle.

A tecnologia, também, é grande aliada nas intervenções com o RNPT. Poore et al.[34] e Barlow et al.[35] realizaram estudos experimentais a fim de avaliar a eficácia da SNN com chupeta eletrônica (pressurizada), denominada *NTrainer*® em RNPT.

Segundo os autores, a *NTrainer*® é um dispositivo biomédico que realiza a função de uma SNN sintética, em que estímulos pulsáteis são enviados ao bico de uma chupeta (como um mamilo pulsante) acoplada a um dispositivo eletrônico. Tal dispositivo promove a estimulação da sucção e capta informações quanto ao ritmo, número de pausas e eclosões e envia as informações para análise computadorizada.

Poore et al.[34] e Barlow et al.[35] desenvolveram estudo experimental e de coorte, respectivamente. Ambos com amostra de 31 RNPT, utilizando a *NTrainer*® como recurso para intervenção oromotora. Os resultados mostraram-se satisfatórios, sendo que a estimulação se revelou associada à aceleração do processo de sucção, ao aumento no número de eclosões, à melhora na organização do sistema orodinâmico e à antecipação da alta hospitalar.

Os autores sugerem que este tipo de recurso contribui com o desenvolvimento sensório-motor-oral dos RNPT que apresentam sucção débil. Descrevem que o recurso reflete ainda no aumento das habilidades cerebrais, na organização do sistema orodinâmico de padrão não nutritivo (habilidade precursora da complexidade que envolve a alimentação oral e o sucesso de outras habilidades, como mastigação e fala). O rápido aparecimento da SNN em crianças submetidas à terapia com *NTrainer*® acelerou a transição da dieta para VO.[34,35] Tecnologia semelhante à *NTrainer*® não foi relatada em nenhum dos artigos nacionais analisados.

Dos seis estudos internacionais analisados, quatro[30,33-35] utilizaram a chupeta como recurso para a estimulação da sucção não nutritiva. Dois[31,32] utilizaram a sucção não nutritiva com dedo enluvado. Nenhum dos estudos utilizou a sucção não nutritiva em mama vazia ou a sucção nutritiva com a técnica sonda-dedo.

Boiron et al.,[32] apesar de não terem utilizado bico sintético para a estimulação da sucção não nutritiva, utilizaram mamadeira para a sucção nutritiva.

Menos da metade dos artigos internacionais analisados evidenciou o uso da estimulação da SNN com dedo mínimo enluvado, o que se torna discrepante se comparado aos achados brasileiros, em que há prevalência quanto à prática desta técnica.

CONSIDERAÇÕES FINAIS

A amostra de artigos nacionais analisada evidenciou a prática da técnica de sucção não nutritiva com o dedo mínimo enluvado como a mais frequente na rotina das unidades de terapia intensiva neonatais, seguida da sucção não nutritiva com chupeta. Ambas as técnicas mostraram-se eficazes no processo de maturação do SSMO, antecipando a alta hospitalar dos recém-nascidos pré-termo estudados.

A amostra de artigos internacionais demonstrou que a prática da técnica de sucção não nutritiva, associada a manobras, como massagens corporais e massagens intra e extraorais, refletem positivamente no desenvolvimento das funções orais dos neonatos. Trazem, ainda, novos conhecimentos acerca de tecnologias que estão despontando com intuito de melhorar os padrões de sucção dos recém-nascidos pré-termo.

A promoção do aleitamento materno deve ser preconizada no ambiente hospitalar infantil. As técnicas de SNN e SN realizadas em RNPT podem contribuir com o sucesso da amamentação ou desencadear um processo de desmame precoce, se houver uso de bicos sintéticos.

Novos estudos deverão ser realizados, levando-se em conta os impactos da SNN com chupeta ortodôntica e SN em mamadeira durante o processo de amamentação. Há carência de dados sistemáticos e científicos acerca do benefício ou malefício desses instrumentos.

REFERÊNCIAS BIBLIOGRÁFICAS

1. Prade SR. *Recém-nascidos pré-termo: critérios para a introdução da alimentação por via oral* [Dissertação]. Santa Maria (RS): Universidade Federal de Santa Maria; 2006.
2. Brasil. Ministério da Saúde. *Define as diretrizes e objetivos para a organização da atenção integral e humanizada ao recém-nascido grave ou potencialmente grave e os critérios de classificação e habilitação de leitos de Unidade Neonatal no âmbito do Sistema Único de Saúde (SUS)*. Portaria n. 930, 10 maio 2012. Diário Oficial da União; 2012.
3. Almeida EC, Modes LC. *Leitura do prontuário: avaliação e conduta fonoaudiólogica com recém-nato de risco*. Rio de Janeiro: Revinter, 2005.
4. Zuanetti PA, Fukuda MTH. Aspectos perinatais, cognitivos e sociais e suas relações com as dificuldades de Aprendizagem. *Rev CEFAC* 2012;14(6):1047-56.
5. Macedo FH. *Recém-nascido pré-termo: limites da intervenção fonoaudiológica*. [Monografia na Internet]. São Paulo: Centro de Especialização em Fonoaudiologia Clínica; 1998. Acesso em: 17 Jul. 2013. Disponível em: <http://www.cefac.br/library/teses/5f20e3736d19de32fb8473629bf5c5b8.pdf>
6. Piazza FB. *O trabalho da fonoaudiologia hospitalar em UTI neonatal* [Monografia na Internet]. Curitiba (PR): Centro de Especialização em Fonoaudiologia Clínica; 1999. Acesso em: 19 Out. 2013. Disponível em: <http://www.cefac.br/library/teses/d555217e5bc712c7723b0fa257d9e975.pdf>

7. Caetano LC, Fujinaga CI, Scochi CGS. Sucção não nutritiva em bebês prematuros: estudo bibliográfico. *Rev Latino-Am Enfermagem* 2003;11(2):232-36.
8. Moura LTL, Tolentino GM, Costa TLS *et al.* Atuação fonoaudiológica na estimulação precoce da sucção não-nutritiva em recém-nascidos pré-termo. *Rev CEFAC* 2009;11(Suppl 3):448-56.
9. Bauer MA, Yamamoto RCC, Weinmann ARM *et al.* Avaliação da estimulação sensório-motora-oral na transição da alimentação enteral para a via oral plena em recém-nascidos pré-termo. *Rev Bras Saude Mater Infant* 2009;9(4):429-34.
10. Yamamoto RCC, Bauer MA, Häeffner LSB *et al.* Os efeitos da estimulação sensório-motora-oral na sucção nutritiva na mamadeira de recém-nascidos pré-termo. *Rev CEFAC* 2010;12(2):272-79.
11. Calado DFB, Souza R. Intervenção fonoaudiológica em recém-nascido pré-termo: estimulação oromotora e sucção não-nutritiva. *Rev CEFAC* 2012;14(1):176-81.
12. Pimenta HP, Moreira MEL, Rocha AD *et al.* Efeitos da sucção não-nutritiva e da estimulação oral nas taxas de amamentação em recém-nascidos pré-termo de muito baixo peso ao nascer: um ensaio clínico randomizado. *J Pediatr* 2008;84(5):423-27.
13. Rocha MS, Delgado SE. Intervenção fonoaudiológica em recém-nascido pré-termo com gastrosquise. *Rev Soc Bras Fonoaudiol* 2007;12(1):55-62.
14. Delgado SE. Atuação fonoaudiológica na unidade de terapia intensiva em bebê com síndrome de pterígeo poplíteo. *Rev Soc Bras Fonoaudiol* 2009;14(1):123-28.
15. Costa PP, Ruedell AM, Weinmann ARM *et al.* Influência da estimulação sensório-motora-oral em recém-nascidos pré-termo. *Rev CEFAC* 2011;13(4):599-606.
16. Bonifácio T. *Atuação Fonoaudiológica com bebê prematuro: estimulação sensório-motora-oral* [Monografia na Internet]. São Paulo (SP): Centro de Especialização em fonoaudiologia clínica; 1999. Acesso em: 11 Set. 2013. Disponível em: <http://www.cefac.br/library/teses/a9e11e10ba75e134d3e55d717c1e1fe5.pdf>
17. Neiva FCB, Leone CR. Sucção em recém-nascidos pré-termo e estimulação da sucção. *Pró-Fono R Atual Cient* 2006;18(2):141-50.
18. Neiva FCB, Leone CR. Evolução do ritmo de sucção e influência da estimulação em prematuros. *Pró-Fono R Atual Cient* 2007;19(3):241-48.
19. Volkmer ASF. *O efeito do uso da sucção não nutritiva com chupeta na apneia da prematuridade* [Tese]. Porto Alegre (RS): Faculdade de Medicina da Pontifícia Universidade Católica de Porto Alegre; 2011.
20. Lamounier JA. O efeito de bicos e chupetas no aleitamento materno. *J Pedriatr* 2003;79(4):284-86.
21. Pedras CTPA, Pinto EALC, Mezzacappa MA. Uso do copo e da mamadeira e o aleitamento materno em recém-nascidos prematuros e a termo: uma revisão sistemática. *Rev Bras Saude Mater Infant* 2008;8(2):163-69.
22. Venson C, Fujinaga CI, Czluniak GR. Estimulação da sucção não nutritiva na "mama vazia" em bebês prematuros: relato de casos. *Rev Soc Bras Fonoaudiol* 2010;15(3):452-57.

23. Medeiros AMC, Bernardi AT. Alimentação do recém-nascido pré-termo: aleitamento materno, copo e mamadeira. *Rev Soc Bras Fonoaudiol* 2011;16(1):73-79.
24. Castilho SD, Rocha MAM. Uso de chupeta: história e visão multidisciplinar. *J Pediatr* 2009;85(6):480-89.
25. Costa CN, Lima GRS, Jorge RM *et al.* Efetividade da intervenção fonoaudiológica no tempo de alta hospitalar do recém-nascido pré-termo. *Rev CEFAC* 2007;9(1):72-78.
26. Pedras CTPA, Pinto EALC, Mezzacappa MA. Uso do copo e da mamadeira e o aleitamento materno em recém-nascidos prematuros e a termo: uma revisão sistemática. *Rev Bras Saude Mater Infant* 2008;8(2):163-69.
27. Yamamoto RCC, Keske-Soares M, Weinmann ARM. Características da sucção nutritiva na liberação da via oral em recém-nascidos pré-termo de diferentes idades gestacionais. *Rev Soc Bras Fonoaudiol* 2009;14(1):98-105.
28. Neiva FCB. Crescimento e desenvolvimento estomatognático. In. Issler H. *O aleitamento materno no contexto atual: políticas, prática e bases científicas.* São Paulo: Sarvier, 2008. p. 238-40.
29. Fujinaga CI, Duca AP, Petroni RACL *et al.* Indicações e uso da técnica "sonda-dedo". *Rev CEFAC* 2012;14(4):721-24.
30. Fucile S, Gisel EG, Mcfarland DH *et al.* Oral and non-oral sensoriomotor interventions enhance oral feeding performance in preterm infants. *Dev Med Child Neurol* 2011;53(9):829-35.
31. Fucile S, Gisel EG, Mcfarland DH *et al.* Oral and nonoral sensorimotor interventions facilitate suck-swallow-respiration functions and their coordination in preterm infants. *Early Hum Dev* 2012;88:345-50.
32. Boiron M, Nobrega LD, Roux S *et al.* Effects of oral stimulation and oral support on non-nutritive sucking and feeding performance in preterm infants. *Dev Med Child Neurol* 2007;49:439-44.
33. Hwang Y, Vergara E, Lin C *et al.* Effects of prefeeding oral stimulation on feeding performance of preterm infants. *Indian J Pediatr* 2010;77(8):869-73.
34. Poore M, Zimmerman E, Barlow SM *et al.* Patterned ococutaneous therapy improves sucking an oral feeding in preterm infants. *Acta Pediatr* 2008;97(7):920-27.
35. Barlow SN, Finan DS, Lee j *et al.* Synthetic orocutaneous stimulation entrains preterm infants with feeding difficulties to suck. *J Perinatol* 2008;28:541-48.

Considerações da Avaliação da Disfagia em Pediatria – Avaliação Clínica e Videofluoroscopia

Denise Lopes Madureira

INTRODUÇÃO

Muitos profissionais que atuam com os chamados "distúrbios de deglutição" e alimentação em bebês e crianças pequenas, atualmente, demonstram certa preocupação e até mesmo receio na utilização do termo "Disfagia". Parece haver uma clara divisão entre os distúrbios desta ordem que acometem os indivíduos adultos em comparação àqueles que prejudicam a população infantil. Parte-se do pressuposto que é preciso haver o consenso dos termos utilizados em nossa área a fim de que possa haver a padronização, fator essencial para a efetiva atuação e credibilidade do profissional. Basta darmos uma olhada em um prontuário médico para visualizar que existe uma padronização dos termos utilizados na realização de diagnóstico e condutas. Em caso de transferência do paciente para outro serviço, o seu prontuário será compreendido na íntegra pela próxima equipe que assumir o caso. Os fonoaudiólogos, também, precisam ter essa preocupação, reunindo esforços para conseguir padronizar os termos que utilizam na sua prática clínica diária. Com essa padronização poderemos conseguir fazer com que os demais profissionais, envolvidos com o nosso trabalho, também, tenham acesso a ele e compreendam melhor a nossa atuação clínica global.

Muitas são as definições utilizadas para a Disfagia, e todas têm em comum a "dificuldade na deglutição" que pode ocorrer desde a boca até o estômago, acometendo qualquer fase da deglutição. Porém a definição que parece ser a mais completa até o momento é a de Furkim e Santini, em que **"a disfagia** orofaríngea deve ser entendida como um distúrbio de deglutição, com sinais e sintomas específicos, que se caracterizam por alterações em qualquer etapa e/ou entre as etapas da dinâmica da deglutição, podendo ser congênita ou adquirida, após comprometimento neurológico, mecânico ou psicogênico, e trazer prejuízo aos aspectos nutricionais, de hidratação, no estado pulmonar, prazer alimentar e social do indivíduo".[1,2]

O recém-nascido requer, entre suas necessidades, uma correta alimentação, capaz de proporcionar-lhe todas as condições para o desenvolvimento físico, neuropsicomotor e a aquisição da resistência imunológica além de garantir-lhe o vínculo com a mãe, primórdio do estabelecimento das demais relações objetais. Dessa forma, o desembaraço e a competência do recém-nascido na habilidade de alimentar-se refletem seu grau de saúde geral. Por outro lado, um dos primeiros sinais apresentados quando algo não vai bem surge com as dificuldades de alimentação e/ou deglutição do recém-nascido. Uma inadequação na função de alimentação pode ser interpretada como um dos primeiros sinais de um acometimento neurológico significativo, capaz de contribuir para o agravamento de outras doenças, como, por exemplo, a broncopneumonia, a bronquiolite e os quadros infecciosos em geral. Tais complicações podem trazer consequências adversas irreversíveis e até mesmo fatais para o recém-nascido. Dado o grau de complexidade, envolvendo as questões alimentares de um indivíduo, compreende-se a importância de uma equipe especializada na avaliação e tratamento dos distúrbios desta natureza.[3]

O objetivo deste capítulo é o de discorrer sobre o levantamento dos índices de risco para a disfagia, avaliação clínica e videofluoroscopia, formas possíveis de avaliação e sua relação com o trabalho do fonoaudiólogo e é disso que trataremos a seguir.

ANTECEDENTES DE RISCO PARA A DISFAGIA NA POPULAÇÃO INFANTIL

Antes de abordar a avaliação propriamente dita, iniciaremos elencando os fatores considerados de alto risco para o surgimento de um quadro de Disfagia dentro da população infantil. O conhecimento destes itens pela equipe médica e de reabilitação poderá favorecer o encaminhamento dos sujeitos para uma avaliação específica. Tais itens poderiam funcionar como uma Triagem dos distúrbios da deglutição e constam, de acordo com Perlman & Debrieu,[4] dos seguintes itens principais:

- Anomalias craniofaciais.
- Uso de drogas pela mãe.
- Infecções congênitas (TORCHAS) (Toxoplasmose, rubéola, citomegalovirus, herpes, aids e sífilis).

- Idade gestacional menor que 37 semanas.
- Peso de nascimento menor que 1.500 g ou pequeno para idade gestacional (PIG).
- Asfixia perinatal com Apgar entre 0 e 4 no 1º min e/ou 0 a 6 no 5º minuto.
- Distúrbios metabólicos da gestante e do recém-nascido.
- Ventilação mecânica por mais de 10 dias.
- Meningite, principalmente a bacteriana.
- Infecções nasais e pulmonares.
- Doenças pulmonares.
- Distúrbios neurológicos.
- Refluxo gastroesofágico (REG).
- Anomalias do sistema digestório.
- Alimentação inadequada do recém-nascido.
- *Failure to thrive* ou perda de peso significativa e repentina.
- Mudança repentina no padrão de alimentação.
- Mudanças de comportamento durante ou após alimentação (p. ex., agitação motora).
- Escape oral frequente e abundante (saliva e/ou bolo alimentar).
- Tempo de alimentação superior a 30 minutos.
- Problemas comportamentais durante oferta do alimento: recusa alimentar, aversão etc.
- Força de sucção insuficiente e/ou suspeita de acometimento neurológico.
- Presença de tosse/engasgo durante alimentação.
- Alterações no *status* fisiológico durante/depois da alimentação.

AVALIAÇÃO CLÍNICA DA DISFAGIA

A avaliação clínica irá sempre imperar perante qualquer outro método objetivo de avaliação da deglutição. Torna-se fundamental a realização de uma avaliação minuciosa e abrangente, e estes aspectos serão discutidos na apresentação do protocolo que se segue. O protocolo foi traduzido e adaptado por Hall KD.[5] e outros autores.

Histórico
- *Status* atual.
- Aspecto social.
- Histórico médico.
- Desenvolvimento motor.
- Histórico da linguagem/fala/comunicação.
- Conhecendo melhor a criança.
- Histórico alimentar.

Exame do paciente
- *Status* fisiológico.
- Aspecto motor.
- Controle da postura/tônus geral.
- Avaliação dos nervos cranianos motores orais.
- Estruturas e funções orais:
  - Lábios/bochechas.
  - Língua.
  - Mandíbula.
  - Palato.

Triagem de pares cranianos
A escala de avaliação oromotora neonatal (NONAS) servirá de base para a compreensão do protocolo que auxilia na identificação da Disfagia na população infantil (Quadro 5-1).

Quadro 5-1. Escala de avaliação oromotora neonatal (NOMAS)

Mandíbula		
Padrão normal	**Padrão desorganizado**	**Padrão disfuncional**

▪ Grau constante de abaixamento
▪ Excursões rítmicas
▪ Movimentos espontâneos de excursões mandibulares ocorrem após o estímulo tátil do bico e permanecem durante 30 min
▪ Movimentos mandibulares ocorrem na média aproximada de 1 por segundo (metade da média da SNN)
▪ Fechamento eficiente ao redor do bico durante a fase de "expressão" para favorecer a retirada do líquido
	▪ Grau inconsistente de abaixamento
	▪ Movimentos arrítmicos
	▪ Dificuldade para iniciar movimentos:
	  – Inabilidade para o "destrave"
	  – "Destrave" tímido e com tremores
	  – Não responde ao toque inicial do bico até que este comece a mover-se
	  – Persistência do padrão imaturo de sucção para além da idade esperada
		▪ Excursão extremamente ampla capaz de interromper o selamento intraoral do bico
		▪ Excursão mínima, trancamento
		▪ Assimetria, desvio lateral
		▪ Ausência de movimento
		▪ Falta de correlação entre as médias de SNN e SN:
		  – (SNN = 2/s; SN = 1/s)

Língua		
Padrão normal	**Padrão desorganizado**	**Padrão disfuncional**

▪ Mantém canolamento durante a sucção
▪ Movimentos de extensão-elevação e retração ocorrem em direção anteroposterior
▪ Movimentos rítmicos
▪ Movimentos ocorrem na média de 1 por segundo
▪ O líquido é sugado com eficiência para a orofaringe para que ocorra a deglutição
	▪ Protrusão excessiva ultrapassando a borda labial durante a fase extensiva da sucção sem interromper o ritmo da sucção
	▪ Movimentos arrítmicos
	▪ Inabilidade para manter o padrão da sucção por 2 minutos decorrente de:
	  – Habituação
	  – Falha respiratória
	  – Fadiga
	  – Incoordenação no padrão de S/D/R, resultando em batimento da asa de nariz, mudança de posição de cabeça, movimentos associados
		▪ Flácida, plana, com ausência de canolamento
		▪ Retraída, curvada e caída em direção à orofaringe
		▪ Assimetria, desvio lateral de língua
		▪ Protrusão excessiva, ultrapassando a borda labial antes/depois da inserção do bico com movimentos direcionados para baixo e para fora
		▪ Ausência de movimento

1. Histórico: ....
   Nome da criança: ....
   DN: .... Idade cronológica: ....
   Idade: .... Gestacional: ....
   Peso atual: ....
   Nome da mãe: ....
   Endereço: ....
   Nome do pai: ....
   Endereço: ....
   Médico responsável: ....
   Encaminhado por: ....
   Razão do encaminhamento: ....

Status *atual*
   Diagnóstico médico: ....
   Problemática atual: ....
   Mudanças ocorridas (melhora e/ou piora): ....
   Há ocasiões em que o problema é melhor ou pior? ..

Aspecto social
   Com quem a criança está morando? ....
   Nomes e idades dos irmãos: ....
   Quem são os principais cuidadores? ....
   Quem normalmente alimenta a criança? ....

Histórico médico
A) Dados da gestação e parto:
   Doenças ou infecções maternas durante a gravidez:
   ...... Toxemia ...... Sangramento ... Doenças da tireoie ....
   Outros: ....
   Outros problemas ocorridos durante a gravidez: ...
   Medicamentos ingeridos durante a gravidez: ......
   Testes/RX durante a gravidez: ....
   Uso de álcool ou qualquer droga antes/durante a gravidez por qualquer um dos pais? ....
   Duração da gestação em semanas: ....
   Duração do parto: ....
   Tipo de expulsão: ( ) Cabeça primeiro   ( ) Pés primeiro
   ( ) Cesariana   ( ) Expulsivo
   Problemas ocorridos durante o parto e/ou expulsão: ....

Uso de anestesia? (Em caso afirmativo, por quê?) . . . .
Notas do Apgar . . . .
B) Dados do recém-nascido:
A criança precisou de suporte ventilatório ao nascimento? ( ) S ( ) N
Quais medicamentos a criança recebe atualmente? . . . .
A criança já foi submetida a alguma cirurgia? ( ) S   ( ) N Descreva . . . .
A criança já apresentou alguma das seguintes doenças?
( ) Infecções de ouvido   ( ) Convulsões
( ) Alergia/Asma   ( ) Pneumonia
( ) Picos febris
( ) Infecções frequentes do trato respiratório superior
( ) Outras doenças . . . .
Algum teste neurológico e/ou genético sendo realizado? (Em caso afirmativo, explique) . . . .
Descreva o padrão de sono da criança . . . .
A criança apresenta-se irritada às vezes? (Em caso afirmativo, quando?) . .
A criança apresenta constipação frequente? . . . .
Há presença de controle de esfíncteres? Urinário ( ) S   ( ) N
Intestinal ( ) S   ( ) N
Desenvolvimento motor: . . . .
Idade em que a criança sentou sozinha: . . . .
Engatinhou: . . . .
Andou independentemente: . . . .
Preferência manual: . . . .
Problemas motores observados: . . . .
Histórico da linguagem/fala/comunicação: . . . .
É uma criança quieta, barulhenta ou na média? . . . .
Com que idade começou a balbuciar ou emitir sons? . . . .
Quais foram as primeiras 3 ou 4 palavras? . . . .
Idade do primeiro vocábulo: . . . .
Combinações de duas palavras? Quando? . . . .
Número estimado de palavras no vocabulário falado da criança: . . . .
Entende com facilidade ou não? . . . .
Como comunica as suas necessidades? . . . .
Que tipo de questões a criança entende rapidamente? . . . .
Que tipos de direções são difíceis para a criança? . . . .

Descreva a qualidade de voz da criança:
( ) Soprosa   ( ) Hipernasal
( ) Molhada   ( ) Aguda
PITCH: ( ) Normal   ( ) Muito alto   ( ) Muito baixo
VOLUME: ( ) Normal   ( ) Muito alto   ( ) Muito baixo
Conhecendo melhor a criança:
Do que ela gosta e do que ela não gosta? ....
Que brinquedos e atividades ela aprecia? ....
Algum medo? ....
Quais as situações capazes de frustrá-la? ....
Para o que ela é disciplinada? ....
Quais os tipos de disciplina utilizados? ....
Que tipo de atividade a criança consegue desempenhar sozinha?
( ) Vestir-se   ( ) Tomar banho   ( ) Comer   ( ) Higiene pessoal
Outros: ....
Que horas a criança normalmente acorda e vai dormir? ....
A criança cochila? .... Por quanto tempo? ....
Há algum problema de sono?   ( ) Ronco   ( ) Passar a noite acordado
( ) Respirar pela boca
Outros ....
Histórico alimentar:
A criança foi amamentada? ( ) S   ( ) N
Por quanto tempo? ....
Dificuldades? ....
Faz ou já fez uso de mamadeira? ( ) S   ( ) N
Por quanto tempo? ....
O que a criança normalmente come em um dia comum? Cite os principais alimentos e quantidades aproximadas:
Manhã: ....
Tarde: ....
Noite: ....
Duração média das refeições:
( ) Menos que 10 min   ( ) 10-20 min
( ) 20-30 min   ( ) Mais que 30 min
Quantas vezes por dia a criança come? ....
Quantidade aproximada de líquido consumida por dia: ....
Quantidade aproximada de comida consumida por dia: ....
Quais são as comidas favoritas da criança? ....
Quais são os líquidos/comidas mais difíceis para a criança? ....

Como a criança é normalmente posicionada durante as refeições?
( ) No colo   ( ) Cadeira infantil   ( ) "Cadeirão"   ( ) Deitada
( ) Cadeira elevada   ( ) Cadeira adaptada   ( ) Cadeira sobre a mesa
Outros: ....
Que utensílios são normalmente utilizados e em qual idade foram introduzidos?
Mamadeira: ....
Copo: ....
Colher ou garfo: .... Canudo: ....
Copo com canudo: .... Outros: ....
Existe algum equipamento adaptado, utilizado durante as refeições? ....
Com que idade a criança abandonou a mamadeira? ....
A criança consegue comer sozinha? ( ) S   ( ) N   Se sim com:
( ) Dedos   ( ) Colher/garfo   ( ) Copo   ( ) Canudo
Com que idade a criança começou a comer sozinha? ....
Que tipo de alimento a criança consome a maior parte do tempo?
( ) Leite materno   ( ) Fórmulas
( ) Alimento infantil peneirado   ( ) Pastoso
( ) Pedaços   ( ) Regular
( ) Outros ....
Com que idade se introduziu alimentação sólida? ....
Quais os alimentos que a criança não gosta de comer? ....
A criança recebe algum complemento nutricional? (produto, quantidade e frequência) ....
Como você sabe quando a criança está com fome? ....
Como você sabe quando a criança está satisfeita? ....
Durante as refeições você observa algum dos itens listados abaixo?
( ) Sufocamento   ( ) Náusea
( ) Escape nasal   ( ) Choro
( ) Come em excesso   ( ) Come muito pouco
( ) Dificuldade para engolir   ( ) Refluxo durante/após refeições
( ) Dificuldade para respirar   ( ) Agitação
( ) Dormir   ( ) Escape oral
( ) Recusa do alimento
( ) Mudanças posturais: ( ) Enrijecimento   ( ) Hiperextensão
( ) Respiração ruidosa: antes, durante ou após as refeições? ....
( ) Voz molhada: antes, durante ou após as refeições? ....
A criança já ficou cianótica durante ou após uma refeição? ....
A criança apresenta dificuldade para ganhar peso? ( ) S   ( ) N
Os momentos de refeição são prazerosos? ( ) S   ( ) N
A criança utiliza chupeta? ( ) S   ( ) N

A criança tem aversão ao ser tocada ao redor da boca? ( ) S   ( ) N
Quando a criança baba?
( ) Nunca   ( ) Ocasionalmente   ( ) Constantemente
( ) Raramente   ( ) Frequentemente
O que parece ajudar (ou não ajudar) a criança durante as refeições? . . . . . .
. . . .
2. Exame do paciente:

Status fisiológico		
	AR	PR
Respiração		
Batimento cardíaco		
Saturação de O_2		

AR = antes das refeições; PR = pós-refeições.

Estágio de alerta (Brazelton)	AR	PR	Coloração	AR	PR
Estágio 1			Normal		
Estágio 2			Cianótico		
Estágio 3			Corado		
Estágio 4			Escurecimento Perioral Periorbital		
Estágio 5			Cinzento		
Estágio 6			Palidez ao redor das narinas		
			Manchas espalhadas		
			Vermelhidão		

Sinais de estresse durante a refeição
Olhar fixo
Aterrorizado, preocupado
Silencioso/choro fraco
Startle
Cochilo
Olhar flutuante
Olhar vidrado
Deixar escapar um sorriso

Considerações da Avaliação da Disfagia em Pediatria...

Aspecto motor
Caretas
Contrações
Hiperextensão do pescoço, braços, mãos ou pernas
Tônus flutuando do padrão normal ao flácido
Hipertonicidade (arqueamento, dedos expandidos, mãos fechadas)
Movimentos difusos em excesso

Alteração do sistema autônomo (grau moderado)
Ofegar
Suspirar
Espirrar
Transpirar
Soluçar
Tremer

Alteração do sistema autônomo (grau severo)
Tosse
Náusea
Refluxo
Mudança na coloração
Pausa respiratória
Respiração irregular

Resposta da criança ao toque ou estímulo:
( ) Normal   ( ) Hipossensível   ( ) Hipersensível

- **Controle da postura/tônus geral**

Tônus muscular global: ( ) Normal   ( ) Hipotônico
( ) Hipertônico   ( ) Flutuante
Alinhamento da cabeça/pescoço/tronco: ( ) S   ( ) N
Descreva: ....
Controle independente de cabeça: ( ) S   ( ) N
Descreva: ....
Estabilidade pélvica: ( ) S   ( ) N
Descreva: ....
Estabilidade de tronco: ( ) S   ( ) N
Descreva: ....

Movimentos contra a gravidade: ( ) S ( ) N
Descreva: ....
Problemas: ( ) Hiperextensão do pescoço
Adução escapular
( ) Elevação de ombros
( ) Retração de ombros
- **Status respiratório**
( ) Dentro dos limites normais .... respirações por minuto
( ) Difícil/ruidosa   ( ) Respirador bucal
( ) Estridor   ( ) Apneia
Descreva: ....
Padrões respiratórios anormais
( ) Expansão da caixa torácica   ( ) Depressão do esterno
( ) Respiração invertida   ( ) Respiração abdominal
( ) Irregular/superficial

Alteração do sistema autônomo (grau severo)
Tosse
Náusea
Hipossensível
Mudança na coloração
Pausa respiratória
Respiração irregular

Resposta da criança ao toque ou estímulo:
( ) Normal   ( ) Hipossensível   ( ) Hipersensível
- **Controle da postura/tônus geral**
Tônus muscular global: ( ) Normal   ( ) Hipotônico
( ) Hipertônico   ( ) Flutuante
Alinhamento da cabeça/pescoço/tronco: ( ) S ( ) N
Descreva: ....
Controle independente de cabeça: ( ) S ( ) N
Descreva: ....
Estabilidade pélvica: ( ) S ( ) N
Descreva: ....
Estabilidade de tronco: ( ) S ( ) N
Descreva: ....
Movimentos contra a gravidade: ( ) S ( ) N
Descreva: ....

Problemas: ( ) Hiperextensão do pescoço
Adução escapular
( ) Elevação de ombros
( ) Retração de ombros
- *Status* respiratório
( ) Dentro dos limites normais . . . . respirações por minuto
( ) Difícil/ruidosa   ( ) Respirador bucal
( ) Estridor   ( ) Apneia
Descreva: . . . .
Padrões respiratórios anormais
( ) Expansão da caixa torácica   ( ) Depressão do esterno
( ) Respiração invertida   ( ) Respiração abdominal
( ) Irregular/superficial
Histórico de aspiração
Traqueostomia: ( ) S   ( ) N . . . . Tipo . . . . Tamanho . . . .
Posição do *cuff*   ( ) Insuflado   ( ) Parcialmente insuflado
( ) Desinsuflado
Necessidade de aspirar: ( ) S   ( ) N . . . . . Frequência:
Avaliação dos nervos cranianos motores-orais
Reflexos orais primitivos: (+ = adequadamente presente;
− = inadequadamente presente; 0 = ausente)

Reflexo	Estímulo (pontos)	Diminui por volta de
Gag	Toque em região posterior da língua	Permanece
Mordida fásica	Toque em gengiva	9-12 m
Língua transversa	Batidas nas laterais da língua	6 m
Protrusão de língua	Toque em ponta de língua	6 m
Procura	Toque nas bochechas ou margens da boca	3 m
Sucking/sucção	Toque no palato duro e/ou na língua	6-24 m

- Estruturas e funções orais
  Lábios/bochechas
  Em repouso
  − Lábios simétricos ( ) S   ( ) N   ( ) ESQ   ( ) DIR
  − Lábios se tocam quando dentes se aproximam ( ) S   ( ) N
  − Fechamento de lábios mantido ( ) S   ( ) N
  − Tônus do lábio superior   ( ) AUM   ( ) DIM   ( ) NOR
  − Tônus do lábio inferior   ( ) AUM   ( ) DIM   ( ) NOR
  − Alterações   ( ) Cicatriz   ( ) Fissura   ( ) Outros

- **Imitação**
  - Movimentos simétricos (D/E)   ( ) S   ( ) N   ( ) ESQ
                                                                ( ) DIR
  - Movimentos simétricos (Sup/Inf) ( ) S   ( ) N   ( ) SUP
                                                                ( ) INF
  - Abrir/fechar ( ) Normal   ( ) Reduzido
  - Circular   ( ) Normal   ( ) Reduzido
  - Resistência   ( ) Normal   ( ) Reduzida
  - Problemas   ( ) Retração de lábios/bochechas
                  ( ) Mov. limitados de lábio superior   ( ) Lábios enrugados
- **Língua**
  Em repouso:
  - Tamanho   ( ) Grande   ( ) Pequena   ( ) Normal
  - Fasciculações/tremores   ( ) SIM   ( ) NÃO
  - Atrofia   ( ) SIM   ( ) NÃO
  - Protruída   ( ) SIM   ( ) NÃO
  - Retraída   ( ) SIM   ( ) NÃO
  - Plana   ( ) SIM   ( ) NÃO
  - Espessa   ( ) SIM   ( ) NÃO
  - Tônus   ( ) AUM   ( ) DIM   ( ) NOR
  - Alterações   ( ) Cicatriz ( ) Freio encurtado   ( ) Outros
- **Imitação**
  - Protrusão   ( ) Normal   ( ) Reduzida
  - Retração   ( ) Normal   ( ) Reduzida
  - Lateralização   ( ) Normal   ( ) Reduzida   ( ) D   ( ) E
  - Elevação de ponta   ( ) Normal   ( ) Reduzida
  - Elevação de dorso   ( ) Normal   ( ) Reduzida
  - Canolamento . . . . . . ( ) SIM   ( ) NÃO
  - Resistência   ( ) Normal   ( ) Reduzida
  - Padrões anormais   ( ) Projeção   ( ) Mov. limitados
- **Mandíbula**
  Em repouso:
  - Tamanho   ( ) Grande   ( ) Pequena   ( ) Normal
  - Protruída   ( ) SIM   ( ) NÃO
  - Retraída   ( ) SIM   ( ) NÃO
  - Travamento ( ) SIM   ( ) NÃO
- **Imitação**
  - Abertura gradual ( ) Normal   ( ) Reduzida   ( ) D   ( ) E
  - Lateralização   ( ) Normal   ( ) Reduzida   ( ) D   ( ) E
  - Protrusão   ( ) Normal   ( ) Reduzida
  - Resistência   ( ) Normal   ( ) Reduzida

- Padrões anormais ( ) Projeção
- Más oclusões:
- Mordida ( ) mordida aberta
    ( ) *overjet*
    ( ) *undejet*
    ( ) mordida cruzada
- Triagem de pares cranianos:

Par craniano	Sintomas
V (trigêmeo)	Redução dos mov. mandibulares
VII (facial)	Assimetria facial, redução de mov. faciais, vedamento labial insuficiente
X (vago)	Paralisia de pregas vocais, choro fraco, hipernasalidade, escape nasal
XII (hipoglosso)	Redução dos movimentos de língua, sucção débil

Avaliação da deglutição/alimentação

A) Formas de alimentação:

Peito/mamadeira	Copo/xícara	Colher
Tipo de mamadeira:	Tipo de copo:	Tipo de colher:
Tipo de líquido:	Canudo:	Tipo de líquido:
▪ Fino ( )	Tipo de líquido:	▪ Fino ( )
▪ Consistente ( )	▪ Fino ( )	▪ Consistente ( )
Tipo de bico:	▪ Consistente ( )	Tipo de comida:
Tempo de ref:		▪ Purê ( )
Posicionamento:		▪ Grãos ( )
		▪ Pedaços ( )

Comentários: ....
....
....
....
....

B) Padrão motor-oral:

Consis-tência	Mov. de lábios/bochechas	Mov. de língua	Mov. de mandíbula	Deglutição e ausculta cervical
Líquidos	( ) Mantém o vedamento	( ) Posterior	( ) ⇩ excursão mandibular	( ) ADRF
	( ) Ved. labial insuficiente	( ) Anterior	( ) Projeção	( ) Ausência DDF
	( ) Mordida/mast.	( ) Sucção com atraso	( ) Reflexo de mordida	( ) Deglute por bolo
	( ) Puxa	( ) Mobilidade reduzida	( ) Trancamento	( ) Qualidade vocal molhada antes da deglutição
	Ativamento do bico	( ) Canolamento Reduzido	( ) Bruxismo	( ) Qualidade vocal molhada pós-deglutição
	( ) Retraído	( ) Sucção inadequada	( ) ⇩ graduação de abertura	( ) Tosse antes da deglutição
	( ) Contraído	( ) Resíduos	( ) Ausência de mov. antecipa-tório de abertura de boca	( ) Tosse durante a deglutição
	( ) Escape unil,.	( ) Salivação intensa		( ) Tosse depois da deglutição
	( ) Escape bilat.	( ) Projeção	( ) Morder copo	
	( ) ⇧ baba	( ) Retração	( ) ⇩ mov. mastigatórios	
		( ) Limpa os lábios		
		( ) ⇧ TTO		
		( ) ⇩ form. bolo		

Consis-tência	Mov. de lábios/ bochechas	Mov. de língua	Mov. de mandíbula	Deglutição e ausculta cervical
Pastoso e Sólido	( ) Aproximação reduzida	( ) Canolamento reduzido	( ) Mov. antecipatório de abertura de boca	( ) ADRF
	( ) Nenhum fechamento ativo	( ) Protrusão	( ) Graduação de abertura	( ) Ausência DDF
		( ) ⇓ form. bolo	( ) Mordida ant.	( ) Deglute por bolo
			( ) Mordida lat.	( ) Qualidade vocal molhada antes da deglutição
	( ) Nenhum movimento ativo	( ) Resíduos	( ) ⇓ tempo de fechamento mandibular	( ) Qualidade vocal molhada pós-deglutição
	( ) Não mantém o velamento	( ) Salivação intensa	( ) Projeção	( ) Tosse antes da deglutição
	( ) Retraído	( ) Projeção de lg	( ) Reflexo de mordida	( ) Tosse durante a deglutição
	( ) Contraído	( ) Retração	( ) Trancamento	( ) Tosse depois da deglutição
	( ) Escape do bolo	( ) Limpa os lábios	( ) Bruxismo	
		( ) Lateralização	( ) *Munching* anterior	
			( ) *Munching* em linha reta	
			( ) Movimentos diagonais de mastigação	
			( ) Mov. rotatórios de mastigação	
			( ) Mordida/ trituração	
	Atraso no disparo da deglutição faríngea			
	Comentários:			

TTO = tempo de trânsito oral; ADRF = atraso no disparo da deglutição faríngea.

VIDEOFLUOROSCOPIA – ASPECTOS GERAIS

De acordo com Logemann,[6] a videofluoroscopia é o exame mais utilizado para avaliar a deglutição tanto em adultos quanto em crianças por sua facilidade de interpretação, trazendo informações das fases oral, faríngea e esofágica da deglutição na sua funcionalidade.

De acordo ainda com a referida autora, entre as vantagens da videofluoroscopia em comparação à avaliação clínica, encontram-se os aspectos de visualização: *"função velofaríngea, elevação e fechamento laríngeos, motilidade faríngea, tempo de trânsito faríngeo, estase em valécula e seios piriformes, número de deglutições necessárias para clarear a faringe, presença de aspiração e tempo de aspiração com relação à deglutição"*.

Recentes estudos apontam para o fato de que a videofluoroscopia tem sido utilizada recentemente para averiguar causas da aspiração e descrevem a eficácia do método como forma de reabilitar distúrbios na deglutição.

Em seu estudo, Furkim[7] salienta que *"a videofluoroscopia é fundamental, não só como complementação da avaliação clínica da deglutição e visibilização da fase faríngea, mas também como análise da coordenação entre a fase oral e faríngea e desta com a fase esofágica"*.

Compreende-se com isso que o objetivo do exame é elucidar o diagnóstico e contribuir para o processo terapêutico, fato que justifica a importância da presença de um fonoaudiólogo durante a sua realização, além do radiologista e do técnico em raios X. De acordo com a ASHA,[8] *"ao fonoaudiólogo cabe administrar e modificar a textura, a consistência e o volume do alimento; posicionamento do paciente, manobras compensatórias e interpretação da fisiologia da deglutição"*.

Para a efetivação do exame, são necessários os seguintes equipamentos:

- Mesa padrão de fluoroscopia.
- Tubo de imagem que intensifique o feixe de raios X.
- Monitor de vídeo.
- Videocassete acoplado ao monitor.
- Gerador de tempo.
- Microfone.

Além dos equipamentos obrigatórios, o ambiente de exame deve contar com aparelhagem para eventuais intercorrências, passíveis de ocorrerem durante a avaliação: aspirador, O_2, monitor cardíaco-respiratório e oxímetro de pulso.

REALIZAÇÃO DO EXAME

A videofluoroscopia, segundo Averdson (2000), deve ser indicada para elucidar e complementar a avaliação clínica de pacientes com:

- Insucesso na alimentação.
- Vômitos durante a alimentação.
- Regurgitação nasofaríngea.
- Desnutrição.
- Falência no crescimento.
- Suspeita de aspiração.
- Tosse durante a alimentação.
- Pneumonias de repetição ou infecções do trato respiratório superior.

Para este autor há alguns fatores que contraindicam a realização do exame, como, por exemplo, o achado de sinais claros da existência de aspiração em grande quantidade na avaliação clínica, quadro respiratório gravemente comprometido, ausência ou diminuição do reflexo de tosse, ausência de deglutição faríngea, comprometimento do nível de consciência e instabilidade do quadro clínico.

A realização da videofluoroscopia em bebês e crianças pequenas implica em alguns cuidados essenciais que serão detalhados a seguir.

Em primeiro lugar é fundamental a presença do cuidador durante o exame. Entende-se por cuidador aquele que é responsável pelos principais cuidados com a criança, dentre eles o ato de alimentá-la.

Para assegurar a credibilidade da avaliação é fundamental que aconteça durante esta situação natural de alimentação da criança, incluindo postura, consistência do alimento, utensílio e forma de oferecê-lo. A partir deste princípio serão realizadas, durante o exame, as modificações necessárias, que devem comprovar-se suficientemente satisfatórias para garantir a alimentação segura e eficiente da criança em seu dia a dia.

O exame inclui uma pré-avaliação clínica detalhada, essencial para elencar dados da história da criança e que servirão de base para a seleção das consistências dos alimentos e utensílios a serem usados durante a realização do exame. Apesar da existência de um protocolo, modificações poderão ser feitas a fim de se adaptarem às necessidades e exigências de cada indivíduo *(op cit)*.

Por tratar-se de exame que envolve radiação, os procedimentos devem ser cuidadosamente planejados para não ultrapassar o tempo máximo permitido, que, no caso de bebês e crianças pequenas, não deve ultrapassar 5 minutos.

A visão padronizada para o exame é a visão lateral, quando se trata de bebês e crianças pequenos, por ser aquela que melhor expõe o tempo dos movimentos das estruturas e delineação da aspiração. Além disso, a visão lateral permite a visualização simultânea das fases oral, faríngea e esofágica das deglutições durante a passagem do bolo alimentar. Para aqueles casos com hipótese de assimetria, utiliza-se, também, a visão anteroposterior como auxiliar no diagnóstico *(op cit)*.

A visão laterolateral compreende:

- Anteriormente os lábios.
- Superiormente o palato mole.
- Posteriormente a parede faríngea.
- Inferiormente da 5ª até a 7ª vértebra cervical.

Durante a realização do exame deve ser mantido o foco na região faríngea, como forma de se visualizarem os principais eventos ocorridos na deglutição.

OFERTA DOS ALIMENTOS

Antes da oferta do alimento propriamente dita, há um item de importância crucial que vai repercutir em toda a execução do exame que diz respeito à postura da criança. Como a situação da testagem deve refletir o máximo possível a situação de alimentação do indivíduo, deve-se procurar a postura habitual da criança ao receber o alimento, que deve estar em harmonia e alinhamento com o seu eixo. Adaptações poderão ser realizadas de acordo com as exigências e necessidades de cada um. No momento de selecionar o melhor alimento para avaliar, dá-se preferência ao alimento utilizado habitualmente pela criança, solicitando ao cuidador que venha munido de casa com comida e, também, com os utensílios que são normalmente usados na avaliação. Em se tratando de crianças internadas, cabe ao serviço de nutrição do hospital providenciar os alimentos que serão oferecidos, mediante a solicitação do fonoaudiólogo.

Em casos de bebês que recebem dieta exclusiva por meio do seio materno, exame deve priorizar o uso de utensílios que se adaptem a essa demanda, como sondas, seringas etc.

No caso de bebês e crianças pequenas, outro item de extrema importância a ser considerado é o estado de consciência. A análise do exame deve levar em consideração tal estado, lembrando que melhores respostas surgem a partir do estado de alerta, associado à calma e fome. Para isso deve-se ter cuidado para não atrasar o exame e procurar agendá-lo no horário de refeição regular da criança.

Apesar da seleção cuidadosa do alimento a ser oferecido para a criança durante o exame, algumas podem apresentar rejeição em razão do uso do bário que por si só traz uma alteração significativa ao sabor do alimento. Para evitar tal situação, alguns autores sugerem um aquecimento prévio em que se expõe a criança ao bário de forma lúdica por meio do uso de mordedores, ou outros utensílios capazes de serem mergulhados no bário e oferecidos na cavidade oral da criança. Com isso procura-se, também, criar uma atmosfera capaz de atenuar a tensão causada pela situação do exame.

É fundamental que a criança a ser examinada esteja recebendo alimentação VO. Em caso de crianças que possuem gastrostomia, a indicação do exame só é justificada se já foi realizado um trabalho motor-oral prévio. A fonoaudióloga responsável pelo atendimento poderá participar do exame, como uma forma de averiguar se as manobras utilizadas em seu planejamento terapêutico estão sendo eficazes, por meio da solicitação da efetivação das mesmas ao profissional responsável pela condução da avaliação.

No caso do bebê ou da criança que vem para o exame fazendo uso de sonda gástrica, seja ela oral ou nasal, desde que já tenha recebido treino de alimentação por via oral, dá-se preferência para sua retirada, pois o seu uso pode influenciar o resultado final do exame ao modificar o fechamento velofaríngeo, podendo, também, levar a episódios de refluxo gastroesofágico (RGE). Porém, se esse procedimento causar alteração no estado emocional da criança, deve-se prosseguir com o protocolo da avaliação, apesar da sonda.

Existem condições em que o exame deve ser evitado, como, por exemplo, com pacientes em estado de letargia, choro ou irritação excessiva, uma vez que tais condições possam provocar quadros de aspiração e/ou penetração laríngea.

CONCLUSÃO

Apesar da eficácia incontestável da avaliação videofluoroscópica da deglutição, é imprescindível que se entenda que este método, também, apresenta suas limitações. Deve-se compreender que ele representa um "recorte" da vida alimentar do indivíduo examinado, dentro do qual existe um controle da situação, no que se refere ao volume oferecido, tempo de oferta, postura, consistência e forma de oferecer o alimento. Portanto, os achados do estudo somente contribuem para a elucidação do caso em questão, quando analisados juntamente com a história pregressa da queixa do indivíduo, bem como com as informações obtidas em sua avaliação clínica.

Ao solicitar o exame, o clínico precisa saber exatamente o que busca, além de determinar, junto à equipe, qual o melhor momento de solicitar este procedimento, a fim de garantir sua verdadeira eficácia como auxiliar terapêutico e capacidade de prevenir quadros pulmonares graves e de desnutrição.

Ainda que a Nasofibroscopia apresente indicações precisas na avaliação das funções motora e sensorial da laringe e seja também capaz de detectar aspirações, em nosso meio, ela é realizada pelo médico otorrinolaringologista.

Para finalizar, cabe lembrar que nenhum exame deve, em hipótese alguma, funcionar como substituto da avaliação clínica, e que as informações obtidas não devem ser analisadas isoladamente do quadro clínico global e avaliação clínica fonoaudiológica minuciosa, como foi apontado ao longo do texto.

O exame completo da deglutição/alimentação compreende:

- Levantamento dos índices de risco para disfagia.
- Avaliação clínica minuciosa, se necessário.
- Encaminhamento para avaliação objetiva.

REFERÊNCIAS BIBLIOGRÁFICAS

1. Furkim AM, Santini CS. (Eds.). *Disfagias orofaríngeas*. Carapicuíba, São Paulo: Pró-Fono, 1999. p. 189-201.
2. Furkim AM, Silva RG. *Programas de reabilitação em disfagia neurogênica*. São Paulo: Frontis, 1999. 52p.
3. Hernandez AM. (Ed.). *Conhecimentos essenciais para atender bem o neonato. O neonato de alto risco: proposta de intervenção global*. São José dos Campos – SP: Pulso, 2003. p. 15-23.
4. Perlman AL, Delriev KS. *Deglutition and its disorders: anatomy, physiology, clinical diagnosis and management*. San Diego, London: Singular, 1988.
5. Hall KD. *Pediatric dysphagia* (Resource Guide). San Diego: Singular Thomson Learning, 2001. p. 100-13.
6. Logemann JA. *Manual for the videofluorographic study of swallowing*. 2. ed. Austin – Texas: Pro-ed, 1986-1993. p. 7-27.
7. Furkim AM. *Deglutição de crianças com paralisia cerebral do tipo tetraparética espástica: avaliação clínica fonoaudiológica e avaliação videofluoroscópica*. Tese de Mestrado São Paulo, Unifesp-EPM, 1999.
8. American Speech-Language-Hearing Association. *Roles of speech-language pathologist in swallowing and feeding disorders: Technical report*. ASHA Supplement, in press. 2001.
9. Arvedson JC, Lefton-Greif MA. *Pediatric video fluoroscopic Swallow Studies*. (A professional manual with caregiver guidelines) – Communication Skill Builders, 2000. p. 72-113.

Disfagia na Infância – Da Avaliação ao Tratamento Fonoaudiológico

Michele Ramos Grigio Okazaki
Cristina Zerbinati Carro

INTRODUÇÃO

A deglutição é uma função complexa que envolve estruturas ósseas, musculares e cartilaginosas dos tratos digestório e respiratório, que atuam sob comando cortical e do tronco cerebral para transportar o alimento da cavidade oral ao estômago.[1] Esta é uma função vital que está relacionada com a nutrição e hidratação do ser humano, dessa forma, o distúrbio da deglutição, denominado disfagia, pode levar a graves prejuízos à saúde.

Na infância, a disfagia pode prejudicar o crescimento e o desenvolvimento, já que o risco de desnutrição em crianças que apresentam comprometimentos em fases oral e faríngea da deglutição é muito alto, acometendo cerca de 90% dos casos.[2]

Nobre *et al.*[3] descrevem que a ausência ou baixa ingestão de nutrientes e componentes bioquímicos, como antioxidantes, aminoácidos, glicose e ácidos graxos de cadeia longa, na quantidade adequada resulta em baixos desenvolvimentos neural e visual, que, por sua vez, resultarão a longo prazo em déficits na aprendizagem, na aquisição da fala e atraso no desenvolvimento motor da criança, em virtude do malefício na formação do sistema nervoso central e na bainha de mielina, bem como na maturação das funções corticais e de visão.

A defasagem no crescimento e no desenvolvimento linear, adquirido principalmente nos 2 primeiros anos de idade, repercute ao longo da vida sendo de difícil reversão.[4]

Outras complicações consequentes da disfagia da infância são as alterações respiratórias, como apneia, espasticidade brônquica, bronquites, atelectasias e pneumonias crônicas e recorrentes advindas dos episódios de entrada de alimentos na via aérea, as aspirações laríngeas, que podem levar a internações frequentes.[2]

Além dos impactos ao crescimento, ao desenvolvimento e à saúde da criança, o distúrbio da deglutição pode atrapalhar a interação com o meio externo, já que a alimentação exerce um importante papel social.

Em consequência do grande impacto clínico e social que a disfagia pode causar na infância, é necessário que o fonoaudiólogo seja capaz de identificar os sintomas, avaliar, tratar precocemente e definir condutas alimentares seguras e funcionais.

ETIOLOGIA DA DISFAGIA OROFARÍNGEA NA INFÂNCIA

Diferentes patologias na infância podem levar ao comprometimento das estruturas relacionadas com a deglutição e também do controle cortical e do tronco cerebral, determinando as disfagias de etiologia mecânica ou neurológica.

A disfagia mecânica na infância pode ter causas congênitas, como as malformações craniofaciais, ou causas adquiridas, como lesões ou traumas orais e laríngeos.[5]

As lesões cerebrais, como a encefalopatia crônica não progressiva, as doenças desmielinizantes, congênitas, neurodegenerativas e o traumatismo cranioencefálico, constituem a maioria das causas das disfagias neurológicas.[2]

As disfagias mecânicas e neurológicas possuem sintomatologias semelhantes, e o fonoaudiólogo deve ser capaz de reconhecê-las.

SINTOMATOLOGIA DA DISFAGIA OROFARÍNGEA NA INFÂNCIA

Os sintomas da disfagia incluem a regurgitação, dificuldade em deglutir a saliva, tosse e a instabilidade respiratória durante a alimentação. Além disso, em crianças disfágicas, podem-se observar aversão ao alimento, grande tempo dispensado nas refeições e a necessidade de dieta adaptada, diferente da utilizada pelo restante da família.[6]

A identificação precoce dos sintomas da disfagia é indispensável para a realização da avaliação e tratamento fonoaudiológicos, reduzindo as complicações relacionadas com esse distúrbio.

AVALIAÇÃO FONOAUDIOLÓGICA DA DISFAGIA OROFARÍNGEA NA INFÂNCIA

O diagnóstico da disfagia orofaríngea deve ser iniciado pela avaliação clínica fonoaudiológica a partir da investigação sensório-motora das estruturas relacionadas com a deglutição, bem como de suas funcionalidades durante as fases oral e faríngea. Nesta avaliação é indicada, também, a utilização de outros instrumentos, como a ausculta cervical e oximetria de pulso que fornecem informações adicionais em relação à presença da aspiração laríngea.[7-9]

Em crianças disfágicas, os achados mais comuns da avaliação clínica são: dificuldade em captar o alimento, perda do bolo alimentar pela cavidade oral, dificuldade de preparar, posicionar e propulsionar o alimento.[10] Estes achados justificam a frequente demanda de tempo extra para ingestão de pequenas quantidades de alimentos e exigem de seus cuidadores, igualmente, tempo adicional para a oferta das refeições, tornando o processo de alimentação cansativo e frustrante.[11]

Outros achados da avaliação clínica fonoaudiológica são os sinais sugestivos de aspiração laríngea, como tosse, voz molhada, ausculta cervical ruidosa e queda de saturação de oxigênio.[10,12]

Esta avaliação pode ser complementada, quando necessário, pela avaliação nasofibroscópica e/ou videofluoroscópica da deglutição.

A avaliação nasofibroscópica, realizada pelo médico otorrinolaringologista durante a deglutição, permite a visualização direta das estruturas laringofaríngeas, de difícil avaliação clínica, permitindo as investigações anatômica e funcional. Além disso, o exame propicia a visualização da entrada de alimentos em vias aéreas antes e após a deglutição.[13]

Em crianças disfágicas, a avaliação nasofibroscópica da deglutição mostra elevados índices de alterações faríngeas, como: escape precoce do alimento para a faringe, atraso do disparo do reflexo de deglutição, penetração e aspiração laríngeas mais frequentes para alimentos líquidos e resíduos alimentares em faringe após a deglutição.[13]

A videofluoroscopia da deglutição permite a avaliação dinâmica do transporte do bolo alimentar da cavidade oral ao estômago. Com esse exame é possível determinar as estruturas e as fases da deglutição comprometidas. Também permite a visualização da aspiração laríngea.[14]

Os achados videofluoroscópicos, relacionados com a fase oral, mais comuns na criança disfágica são: escapes anterior, posterior e inadequada propulsão do bolo alimentar. Na fase faríngea, a estase dos resíduos alimentares e a penetração laríngea são as alterações mais encontradas nesse exame.

Dessa forma, as avaliações clínica fonoaudiológica e complementares da deglutição, além de permitirem o diagnóstico preciso das disfagias, são de grande importância para a definição do tratamento e a determinação de condutas alimentares.

TRATAMENTO DA DISFAGIA OROFARÍNGEA NA INFÂNCIA

O tratamento da disfagia orofaríngea na infância deve ser realizado por uma equipe multiprofissional, sendo o fonoaudiólogo parte fundamental desta, com o objetivo de adequar as alterações sensório-motoras.

O planejamento do tratamento fonoaudiológico deve ser individualizado e fundamentado nos achados da avaliação clínica. É necessário eleger um grupo de procedimentos capazes de causar efeitos benéficos na deglutição e que tenham impacto satisfatório no quadro geral do indivíduo.[15]

A escolha desses procedimentos pode incluir as terapias indireta e/ou direta da deglutição.

A terapia indireta, realizada a partir da execução de exercícios específicos sem a oferta de alimentos, visa melhorar os controles sensório-motores das estruturas comprometidas, fundamentais para uma deglutição normal. Nesta terapia podem ser utilizadas as técnicas ativas e/ou passivas.

As técnicas passivas são, frequentemente, usadas em crianças disfágicas em razão da dificuldade em seguir ordens. Estas técnicas são realizadas pelo fonoaudiólogo e não dependem da colaboração do paciente, são elas: técnicas para redução de reflexos patológicos e para estimulação dos reflexos de proteção laríngea e de deglutição.[16]

As técnicas ativas podem ser utilizadas com crianças colaborativas a partir da realização de exercícios para melhora da resistência muscular, do controle do bolo alimentar na cavidade oral, da proteção laríngea e da estimulação do reflexo de deglutição.[7]

A terapia direta propicia o treino da deglutição, reforçando os comportamentos adequados e é realizada com a introdução por via oral de alimento de diversas consistências, volumes, temperaturas e sabores.[17,18] Além disso, podemos utilizar, com crianças, diferentes tipos de instrumentos de oferta alimentar durante o treino da deglutição, como colheres com cabo alongado, colheres de plástico, copo com bico e a seringa adaptada à sonda de alimentação entre outros, facilitando a fase oral da deglutição, aumentando o número de deglutições, consequentemente, reduzindo o tempo de ingestão alimentar.

As manobras, utilizadas durante a terapia direta, apresenta resultados satisfatórios no tratamento das disfagias já que modificam a fisiologia da deglutição, compensando as alterações. Muitas vezes essas manobras não são utilizadas com a população infantil em razão da necessidade de colaboração para sua execução, exceto as manobras posturais, como cabeça fletida, estendida e lateralizada que podem ser utilizadas com o auxílio do fonoaudiólogo e/ou cuidador.

A conduta adequada, associada ao planejamento terapêutico bem delineado, contribuiu para a evolução terapêutica do paciente,[19-21] porém é necessário que o fonoaudiólogo tenha definido que a reabilitação pode atingir limites terapêuticos em virtude da possível falta de colaboração na realização das técnicas ativas e nas manobras da deglutição, que devem ser estabelecidas e orientadas aos familiares, minimizando futuras frustações e/ou prolongamento terapêutico sem foco estabelecido.

CONDUTAS ALIMENTARES

Durante o tratamento fonoaudiológico, tendo-se em vista as complicações advindas da disfagia na infância, condutas alimentares devem ser estabelecidas, levando em consideração a necessidade de propiciar deglutição segura, sem aspiração laríngea e deglutição funcional que favoreça um bom processo nutricional.

Para tanto o fonoaudiólogo detém-se de estratégias terapêuticas, como as vias de administração da dieta, como meio facilitador. Para casos onde se pode contar com a colaboração do paciente, além de uma situação estável e conservadora dos reflexos de deglutição, a via oral de alimentação deve ser priorizada, com a presença de adaptações de consistência, volumes, utensílios e ritmo de oferta, mediante o quadro clínico fonoaudiológico, obtido na avaliação.

Em casos onde se notam pouca colaboração da criança, tempo adicional significativo para alimentação, baixa ingestão, com consequente risco de comprometimento nos índices nutricionais e sinais de aspiração laríngea, tem-se a indicação de uso de sondas enterais nasogástricas ou transpilóricas, indicadas para uso exclusivo com fórmulas enterais que respondam às necessidades do paciente ou como dieta mista. Vale ressaltar que esse instrumento apenas será sugerido em casos onde há a possibilidade de retorno de alimentação por via oral exclusiva a curto prazo.[22]

Para situações onde se espera uso prolongado da via alternativa de alimentação, as sondas mais permanentes que se situam em estômago ou intestino, chamadas de gastrostomia ou jejunostomia, são as melhores sugestões de indicação de via de administração alimentar.[22]

Constantemente, familiares das crianças que apresentam distúrbios de deglutição severos demonstram-se contrários ou receosos à via alternativa de alimentação, principalmente, às sugestões de sondas de uso prolongado associando a alternativa proposta à piora clínica do paciente, ou ainda à repercussão social negativa da mesma.

A alimentação tem, além do principal objetivo de desenvolvimento do organismo por meio da nutrição do mesmo, importante impacto em uma sociedade onde todos os hábitos de confraternização e bem-estar estão relacionados com o momento das refeições.

Dessa forma torna-se de fundamental importância o conhecimento do fonoaudiólogo quanto aos benefícios que as vias de alimentação sugeridas ocasionarão ao desenvolvimento global do paciente, para que os pais ou cuidadores responsáveis por estes possam ser esclarecidos e tranquilizados, proporcionando avanços nas propostas terapêuticas de reabilitação fonoaudiológica.

CONSIDERAÇÕES FINAIS

A disfagia na infância resulta em importantes complicações clínicas e de desenvolvimento da criança acometida, porém é uma disfunção sintomática que apresenta condições terapêuticas favoráveis à reabilitação capazes de extinguir ou ao menos ter seus efeitos minimizados quando tratada por profissional habilitado.

REFERÊNCIAS BIBLIOGRÁFICAS

1. Prodomo LPV, Angelis EC, Barros ANP. Avaliação clínica fonoaudiológica das disfagias. In: Jotz GP, Angelis EC, Barros APB. *Tratado da deglutição e disfagia: no adulto e na criança*. Rio de Janeiro: Revinter, 2010. cap. 6, p. 61-67.
2. Burriel JIG. Disfagia em la infância. *Pediatr Contin* 2014;12(5):221-30.
3. Nobre EB, Issler H, Ramos JLA *et al.* Aleitamento materno e desenvolvimento neuropsicomotor: uma revisão de literatura. *Pediatria São Paulo* 2010;32(3):204-10.
4. Dias MCAP, Freire LMS, Franceschini SCC. Recomendações para alimentação complementar de crianças menores de dois anos. *Rev Nutr*, Campinas 2010 June;23(3).
5. Robbins J *et al.* Swallowing and dysphagia rehabilitation: translating principles of neural plasticity into clinically oriented evidence. *J Speech, Language, Hearing Res* 2008;51(1):S276-S300.
6. Aurelio SR, Genaro KF, Macedo Filho ED. Análise comparativa dos padrões de deglutição de crianças com paralisia cerebral e crianças normais. *Rev Bras Otorrinolaringol* São Paulo 2002 Mar.;68(2).
7. Furkim AM. Disfagia: a intervenção fonoaudiológica. In: Junqueira P, Dauden ATBC. (Eds.). *Aspéctos atuais em terapia fonoaudiológica*. São Paulo: Pancast, 1997.
8. Cardoso MCAF, Silva AMT da. Oximetria de pulso: alternativa instrumental na avaliação clínica junto ao leito para a disfagia. *Arq Int Otorrinolaringol*, São Paulo 2010;14(2):231-38.
9. Ferrucci JL *et al.* Swallowing sounds in speech therapy practice: a critical analysis of the literature. *Einstein*, São Paulo 2013 Dec.;11(4).
10. Marrara JL *et al.* Deglutição em crianças com alterações neurológicas: avaliação clínica e videofluoroscópica. *Pró-Fono Rev Atual Cient*, Barueri 2008 Dec.;20(4).
11. Zapata LFG, Mesa SLR. Alimentar y nutrir a um nino com parálisis cerebral. Una mirada desde las percepciones. *Invest Educ Enferm* 2011;29(1).
12. Furkim AM *et al.* O uso da ausculta cervical na inferência de aspiração traqueal em crianças com paralisia cerebral. *Rev Cefac*, São Paulo 2009 Dec.;11(4).

13. Manrique D, Melo ECM de; Buhler RB. Avaliação nasofibrolaringoscópica da deglutição em crianças. *Rev Bras Otorrinolaringol*, São Paulo 2001 Nov.;67(6).
14. Carrucci LR, Turner MA. Dysphagia revisited: common and unusual causes. *Radiographics* 2015 Jan.-Feb.;35(1):105-22.
15. Silva RG. A eficácia da reabilitação em disfagia orofaríngea. *Pró-Fono R Atual Cient*, Barueri 2007 Abr.;19(1).
16. Rocha EMSS. Disfagia: avaliação e terapia. In: Marchesan IQ. *Fundamentos em fonoaudiologia – Aspectos clínicos da motricidade oral*. São Paulo: Guanabara Koogan, 1998.
17. Logemann JA *et al.* Effects of a sour bolus on oropharyngeal swallowing measures in patients with neurogenic dysphagia. *J Speech, Language, Hearing Res* 1995;38(3,):556-63.
18. Rosenbek JC *et al.* Thermal application reduces the duration of stage transition in dysphagia after stroke. *Dysphagia* 1996;11(4):225-33.
19. Moschetti M. Disfagia orofaríngea no Centro de Terapia Intensiva – CTI. In: Jacobi JS, Levy DS, Silva LMC. *Disfagia – Avaliação e tratamento*. Rio de Janeiro: Revinter, 2003. p. 209-24.
20. Silverio CC, Henrique CS. Indicadores da evolução do paciente com paralisia cerebral e disfagia orofaríngea após intervenção terapêutica. *Rev Soc Bras Fonoaudiol,* São Paulo 2009;14(3).
21. Vianna CIO, Suzuki HS. Paralisia cerebral: análise dos padrões da deglutição antes e após intervenção fonoaudiológica. *Rev Cefac*, São Paulo 2011 Oct.;13(5).
22. Allué IP. Tratamento nutricional del nino con transtorno neuromotor. *Actividad Dietética* 2010;14(2):59-66.

Avaliação Audiológica do Recém-Nascido

Francisca Canindé Rosário da Silva Araújo
Elizabeth Crepaldi de Almeida
Neyla Lara Arroyo

INTRODUÇÃO

Os primeiros meses de vida são essenciais para que a criança tenha a oportunidade de, através de vivências e experimentações sonoras, desenvolver as conexões neurais das vias auditivas, possibilitando, dessa maneira, a maturação dessas vias. Privações aos estímulos sonoros levam a um sério prejuízo linguístico, cognitivo e social.

A audição é a via sensorial mais importante para a aquisição e desenvolvimento da fala e da linguagem. Ela contribui para que o indivíduo possa vir a ter um desenvolvimento social, educacional e psíquico adequado ao seu desenvolvimento global e a uma integração social plena.

O sistema auditivo é uma das primeiras estruturas a se formar, iniciando seu desenvolvimento na 3ª semana embrionária, completando-o plenamente em torno da 13ª semana de gestação. Atingindo completa diferenciação e tamanho adulto na 20ª semana de vida intrauterina.[1] Nesta mesma idade o pavilhão auricular atinge a forma adulta, embora continue a crescer até os 9 anos de idade. Na 32ª semana de gestação completa-se a ossificação do martelo e da bigorna, desenvolvem-se as células das mastoides, a pneumatização do antro e a pneumatização do epitímpano, sendo que o estribo continua a desenvolver-se até a idade adulta. Ao nascimento, embora o processo de mielinização não esteja completo, as vias neurais já são funcionais, e, a partir da experimentação acústica, novas conexões neurais estabelecem-se possibilitando a maturação do sistema auditivo.

A deficiência auditiva é uma das patologias com alta incidência em neonatos (20 a 60 em 10.000 nascimentos), no entanto, só é detectada, na maioria das vezes, por leigos (pais, professores) e tardiamente de acordo com o JCIH.[2] A incidência da deficiência é alta quando é comparada a outras doenças para as quais são realizados testes de triagem neonatal (teste do pezinho): fenilcetonúria 1 em 10.000, hipotireoidismo 2,5 em 10.000 e anemia falciforme 2 em 10.000 nascimentos.[3] No Brasil a idade média de diagnóstico da perda auditiva neurossensorial severa à profunda é muito tardia, em torno de 4 anos de idade. A Figura 7-1 apresenta dentre as patologias passíveis de triagens, na ocasião do nascimento, a incidência média para cada grupo de 10.000 nascidos vivos.

Na Figura 7-1 pode-se verificar a alarmante incidência da deficiência auditiva com relação a outras patologias.

A triagem auditiva neonatal é a única forma de detecção precoce da deficiência auditiva que, se observada nos primeiros 6 meses de vida, pode proporcionar ao indivíduo um desenvolvimento cognitivo normal, quando comparado a crianças da mesma faixa etária, além de melhorar o nível de vida deste indivíduo.[4]

Em 1987, Balieiro e Balieiro, em estudo sobre a importância da participação dos pediatras no diagnóstico da deficiência auditiva nos primeiros anos de vida, nos centros de saúde da cidade de São Paulo, verificaram que mais de 60% dos pediatras jamais haviam investigado a audição de crianças por eles atendidas, mais de 70% declararam total desconhecimento sobre triagem auditiva, sendo que mais de 50% ignoravam os métodos de avaliação audiológica infantil.[5]

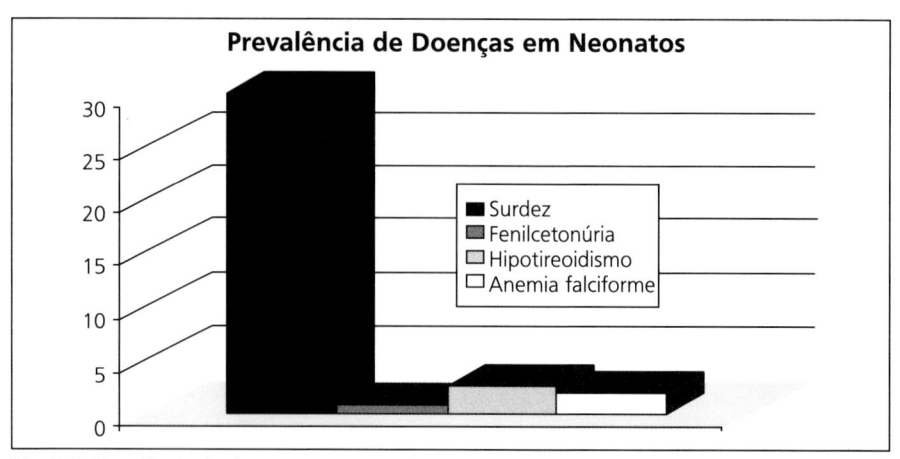

Fig. 7-1. Prevalência de doenças em neonatos.

Em 1998, Figueiredo *et al.* verificaram que apenas 2% das crianças atendidas na Clínica da Santa Casa de Misericórdia de São Paulo haviam realizado a detecção da deficiência auditiva antes de 1 ano de vida.[6]

Naturalmente a situação já deve ter tido uma melhora considerável, em especial nos grandes centros das regiões Sul e Sudeste do Brasil. Atualmente, vários programas de triagem auditiva neonatal têm sido implantados por todo o Brasil, mostrando a preocupação dos profissionais da área de saúde em efetivarem programas em hospitais e maternidades, utilizando as diversas técnicas disponíveis, porém, ainda assim, a situação atual é bastante limitada.

No Brasil, a idade média de diagnóstico da perda auditiva neurossensorial severa à profunda é muito tardia, em torno de 4 anos de idade.[7] O diagnóstico demora 2 anos para ser concluído[8] trazendo grandes prejuízos para o desenvolvimento pessoal do indivíduo, além dos problemas na relação familiar, e na inserção do indivíduo no sistema educacional. Este precioso tempo perdido causa prejuízo inestimável, pois, na primeira infância, em especial de zero a 2 anos de idade, acontece uma explosão no desenvolvimento global, sendo um excepcional período para que a criança adquira a linguagem falada.

A importância da audição para o desenvolvimento global da criança impeliu a criação do Comitê Brasileiro sobre Perdas Auditivas na Infância,[7] formado pelos Conselhos Federal e Regional de Fonoaudiologia, Sociedade Brasileira de Pediatria, Sociedade Brasileira de Otorrinolaringologia, Sociedade Brasileira de Otologia, Sociedade Brasileira de Fonoaudiologia, Instituto Nacional de Educação dos Surdos, e especialistas de diversas áreas.

O JICH 2000 *(Joint Committee on Infant Hearing Year 2000 Position Statement)* e a APP *(American Academy of Pediatrics)* recomendam que os procedimentos objetivos, como as emissões otoacústicas e o BERA, sejam utilizados para triagens auditivas neonatal e universal. Na mesma recomendação, o comitê observa a necessidade de procedimentos subjetivos, como avaliação do reflexo cócleo-palpebral e a avaliação auditiva comportamental para estabelecimento de diagnóstico.[9]

As recomendações recentes, advindas dos diversos comitês, estabelecem que a avaliação seja abrangente e universal, atingindo todas as crianças ao nascimento, preferencialmente antes da alta da maternidade, e para os nascidos fora do hospital a avaliação deverá ser realizada no máximo até 3 meses de idade.[7]

Com os progressos da ciência e tecnologia, a avaliação audiológica infantil pode ser realizada por meio de programas de triagem para identificação de neonatos, prováveis portadores de uma deficiência auditiva, visto que a detecção e intervenção de qualquer intercorrência na via auditiva é necessária nos primeiros meses de vida, já que a idade da criança na ocasião do diagnóstico faz grande diferença. Yushinaga-Itano *et al.*[10] comprovaram em seus estudos que crianças, que foram diagnosticadas, acompanhadas e protetizadas, antes dos 6 meses de idade apresentaram desenvolvimento da compreensão e da expressão próximo do normal.

Os procedimentos atuais de uma triagem auditiva são de duas modalidades: triagem auditiva eletrofisiológica e triagem auditiva comportamental. Os procedimentos da triagem auditiva eletrofisiológica mais usados são as Emissões Otoacústicas Evocadas (EOAE) e a Audiometria de Respostas Elétricas do Tronco Cerebral (BERA), por apresentarem boa sensibilidade na medida da audição.

POTENCIAL EVOCADO AUDITIVO DE TRONCO CEREBRAL

Os potenciais evocados auditivos de tronco cerebral (PEATC) são atividades bioelétricas captadas por eletrodos a partir de um estímulo acústico, registradas e medidas por técnicas de eletroencefalografia. Estes potenciais avaliam a atividade neuroelétrica na via auditiva desde o nervo auditivo até o córtex cerebral em resposta ao estímulo acústico, este procedimento é, também, denominado de Audiometria de Respostas Elétricas do Tronco Cerebral (*Brainstem Evocad Response Audiometry* – BERA) ou ainda *Auditory Brainstem Response* – ABR.

O estímulo acústico, quando chega à cóclea, transforma-se em um sinal elétrico que percorre um trajeto, o chamado circuito da audição. Ao longo desse circuito existem vários centros ou núcleos de processamento, e, quando o estímulo atinge um desses núcleos, há um aumento de atividade elétrica, que é registrado pelos eletrodos adequadamente colocados. Naturalmente, desde a ocorrência do estímulo até o primeiro centro de processamento, o nervo coclear deve transcorrer um certo tempo, denominado tempo de latência, e assim sucessivamente até o último centro, o corpo geniculado medial.

A forma de onda resultante é obtida pela somatória algébrica da atividade elétrica, captada pelos eletrodos de superfície, depois de repetidas apresentações dos estímulos. A somatória é realizada sobre 10 a 12 ms dos sinais captados, subsequentes após a apresentação de cada estímulo. Essa somatória aumenta o sinal com relação ao ruído, revelando picos, denominados ondas, e depressões, denominadas vales, com amplitude e características específicas.

As ondas são representadas, de acordo com sugestão de Jewett e Willinston,[11] por algarismos romanos (de I a VII), sendo que as cinco primeiras são mais fáceis de serem visualizadas, e por isto mais utilizadas na avaliação clínica. A Figura 7-2 mostra as ondas registradas para um indivíduo normal.

A análise das ondas registradas deve considerar a presença dos picos e também o tempo em milissegundos de condução do estímulo desde a sua apresentação (0 ms) até a obtenção da resposta, denominado de Tempo de

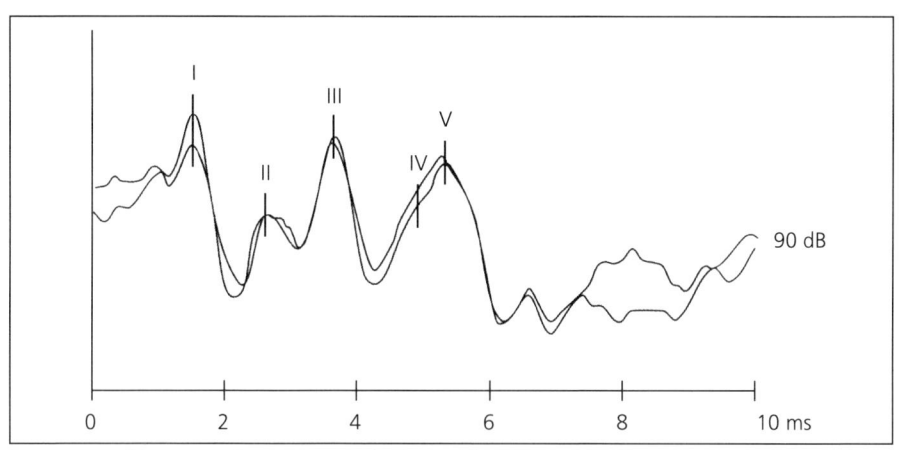

Fig. 7-2. Ondas registradas para um indivíduo adulto normal.

Latência. Os potenciais evocados auditivos podem ser classificados, segundo à latência, em precoces, médios e tardios. Os tempos de latência diminuem com a idade cronológica, conforme ocorre a maturação da via auditiva. A Figura 7-3 apresenta os tempos médios das latências absolutas em função da idade cronológica, de acordo com os dados obtidos por Zimmerman et al.[12]

Os valores médios de tempos de latência absolutas tendem a estabilizar-se por volta dos 2 anos de idade, período em que se verifica a maturação da via auditiva no tronco cerebral, mantendo após esta idade os mesmos valores de normalidade adotados para adultos.

A avaliação de neonatos de alto risco, em especial os prematuros, deve levar em consideração que a maturação da via auditiva pode ocorrer segundo cronologia diferente, quando comparadas ao de neonatos normais. Northen e Downs,[1] em programa de avaliação continuada, observaram variações positi-

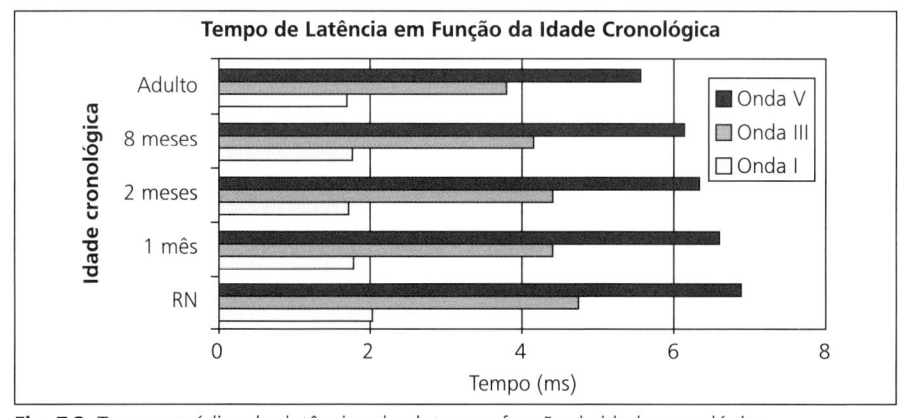

Fig. 7-3. Tempos médios das latências absolutas em função da idade cronológica.

vas e negativas nas respostas para neonatos de alto risco. Portanto, a detecção da deficiência auditiva em neonatos de alto risco só pode ser constatada de modo seguro entre 5 e 8 meses de idade cronológica, sendo recomendados, para esta população, exames trimestrais no primeiro ano de vida.

Os estímulos mais utilizados são tipo clique, com duração de 0,1 ms, com composição espectral predominante entre 2.000 e 4.000 Hz. Outros estímulos, como clique filtrado, ruído branco e *toneburst,* são, também, utilizados. As ondas são registradas a partir de eletrodos de superfície fronte-lóbulo ou mastoide.[13]

O teste de PEATE (Potencial Evocado Auditivo de Tronco Encefálico) é um método objetivo de avaliação da audição, ou seja, não depende da participação ativa da criança, podendo detectar perdas auditivas de leve à profunda, unilaterais ou bilaterais. É um teste eletrofisiológico, não invasivo, podendo ser realizado até em berçários e durante o sono natural.

Este método detecta as atividades elétricas que acontecem na passagem do estímulo sonoro nas diferentes estações neurais da via auditiva que vai do nervo auditivo até o colículo inferior (mesencéfalo).

De acordo com Hungria,[14] a onda I está relacionada com os potenciais de ação do nervo acústico ao nível da cóclea. A morfologia da onda I é imprecisa, pois são utilizados eletrodos de superfície. A onda II decorre da atividade nos núcleos cocleares, situados junto ao IV ventrículo. A onda III mostra a atividade no complexo olivar, e a onda IV, pouco nítida, advém do lemnisco lateral. A onda V, a maior e mais facilmente identificável, provém da atividade no colículo inferior da lâmina quadrigêmina. A onda VI, provavelmente, deriva do corpo geniculado medial, e a onda VII registra, também, provavelmente, a atividade dos primeiros neurônios corticais auditivos.

Outras classificações são adotadas, sendo atualmente uma das mais aceitas a de Möller *et al.*[15]

Pelos quais:

- *Onda I:* porção distal do tronco cerebral do nervo auditivo.
- *Onda II:* porção proximal do tronco cerebral do nervo auditivo.
- *Onda III:* núcleo coclear.
- *Onda IV:* complexo olivar superior.
- *Onda V:* lemnisco lateral.
- *Onda VI:* colículo inferior.
- *Onda VII:* corpo geniculado medial.

Na investigação do limiar eletrofisiológico são analisadas respostas para várias intensidades, iniciando em 80-100 dBNA até a menor intensidade que produza respostas. A intensidade da onda é diretamente proporcional à intensidade do estímulo, e o tempo de latência é inversamente proporcional à intensidade do estímulo. As ondas I e III são normalmente observáveis apenas para intensidades mais elevadas do estímulo, enquanto a onda V permanece até os mais baixos níveis de estímulo, sendo, portanto, a onda V o parâmetro utilizado na pesquisa de limiar eletrofisiológico.

O limiar de audição corresponde à menor intensidade com que a onda V se torna claramente identificável.[14]

A Figura 7-4 apresenta um exemplo típico de resultados do PEATE (Potencial Evocado Auditivo de Tronco Encefálico) na pesquisa de limiar. Nesta figura podemos observar a presença identificável das ondas I a V a 90 dBNA e a presença unicamente da onda V a 10 dBNA. As respostas expressas nesta figura, também, mostram o aumento do tempo de latência com a diminuição da intensidade do estímulo.

A investigação da integridade neurológica é comumente realizada pela da análise dos valores de amplitude das ondas, portanto deve ser realizada com estímulos de intensidade elevada (80 dBNA) que proporcionem respostas para as demais ondas, além da onda V, mas não tão intenso que possa provocar desconforto no indivíduo, produzindo o aparecimento de artefatos mioelétricos que podem mascarar a obtenção e visualização das respostas.

A Figura 7-5 apresenta formas de onda das respostas de neonatos a estímulo tipo clique com intensidade de 35 dB HL ou inferior. Essas formas de onda são características de bebês com aprovação no teste.

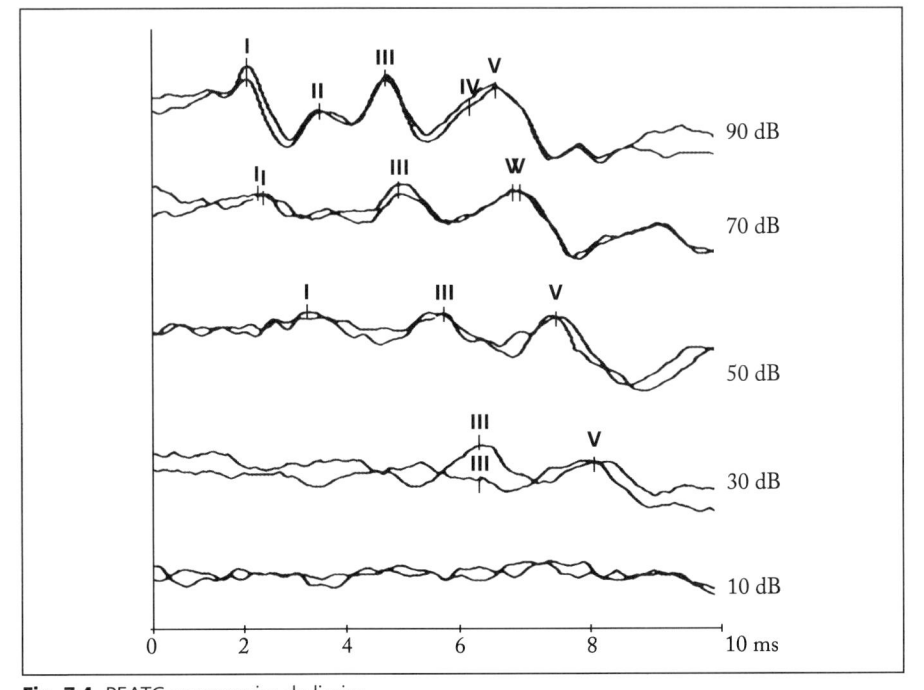

Fig. 7-4. PEATC na pesquisa de limiar.

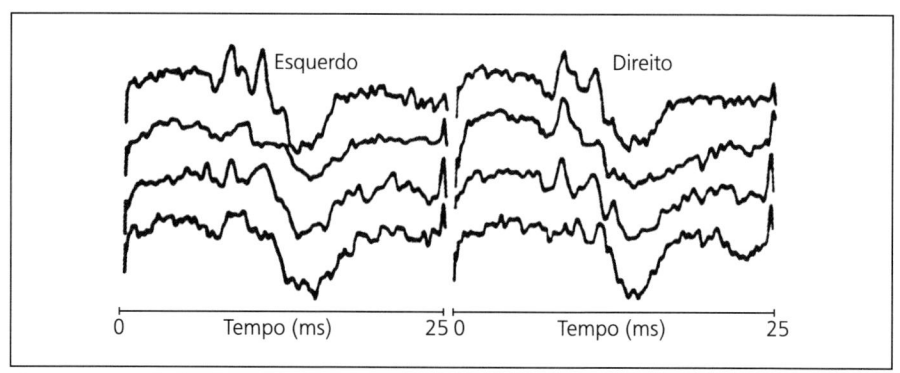

Fig. 7-5. Exemplo de respostas de neonatos a estímulos do tipo clique com intensidade de 35 dB HL ou inferior.

Observe, na Figura 7-5, que em ambas as orelhas (esquerda e direita) ocorrem medidas das atividades neuroelétricas, observáveis a partir da formação das ondas e vales, como resultado do estímulo acústico aplicado.

A Figura 7-6 apresenta as formas de onda das respostas de um neonato com falha unilateral.

Na Figura 7-6, apenas na orelha esquerda, observam-se atividades neuroelétricas, resultantes do estímulo acústico aplicado. Na orelha direita não se observam as atividades neuroelétricas, ainda que o estímulo acústico tenha sido aplicado. Pode-se inferir, preliminarmente, a incapacidade desta orelha em processar estímulos acústicos, seja por problemas na audição periférica ou nas vias auditivas centrais.

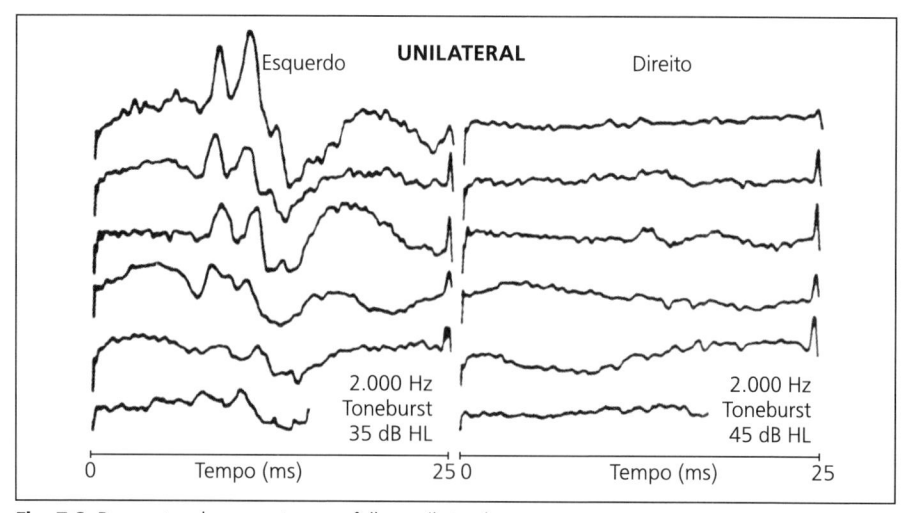

Fig. 7-6. Respostas de neonato com falha unilateral.

A Figura 7-7 apresenta formas de onda das respostas de neonatos com falha bilateral.

Na Figura 7-7, ambas as orelhas (esquerda e direita) não apresentam atividades neuroelétricas, como resultado do estímulo acústico aplicado.

Pode-se inferir, preliminarmente, a incapacidade destas orelhas em processar estímulos acústicos, por problemas na audição periférica ou nas vias auditivas centrais.

As principais indicações clínicas para o PEATE (Potencial Evocado Auditivo de Tronco Encefálico) são:

- Avaliação da função auditiva em neonatos.
- Estudo da maturação das vias auditivas em crianças imaturas e lactentes.
- Diagnóstico otoneurológico.
- Monitorização intracirúrgica do nervo auditivo e das vias auditivas centrais do tronco cerebral.
- Avaliação de indivíduos de difícil testagem, como:
  - Simuladores.
  - Deficientes mentais.
  - Crianças pequenas.
- Caracterização dos diversos tipos de perdas auditivas.
- Medida objetiva da audição em adultos para fins de diagnósticos legais.
- Detecção de tumores do nervo acústico.
- Avaliação do grau de coma e morte encefálica.

O potencial evocado auditivo de tronco cerebral (PEATE) é considerado um teste de grande confiabilidade na identificação do local da alteração auditiva.[16] O PEATE não é específico em frequência, ou seja, não faz uma avaliação por frequência.

O PEATE é um poderoso instrumento objetivo para avaliação auditiva, entretanto, depende da maturação das vias auditivas, sendo, portanto, necessários para sua correta interpretação dados normativos, que levem em consideração idade fisiológica e cronológica.

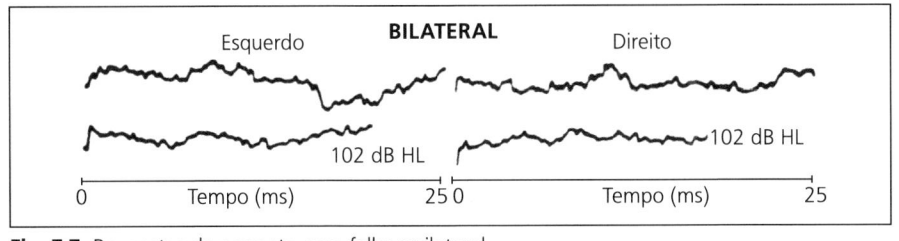

Fig. 7-7. Respostas de neonato com falha unilateral.

EMISSÕES OTOACÚSTICAS

Thomaz Gold, em 1948,[17] descreveu as atividades do sistema de amplificação mecânica na cóclea. Em 1978, David Kemp relatou que a cóclea saudável era capaz de gerar energia sonora proveniente da sua atividade fisiológica e que esta poderia ser captada no canal auditivo externo (CAE).[18]

O registro das emissões otoacústicas (EOA) está relacionado com um funcionamento normal da cóclea e da orelha média, indicando que ambas estão respondendo normalmente à estimulação sonora. As EOA são produzidas na cóclea especificamente pelas células ciliadas externas. Sendo um fenômeno que ocorre na região pré-sináptica, ou seja, antes de se efetuar a conexão das células ciliadas externas com a sua via aferente, fornece dados sobre a função coclear de formas objetiva, rápida e não invasiva.

Kemp relatou ainda que existem dois tipos de emissões otoacústicas:

- As espontâneas são captadas no CAE, sem nenhum estímulo prévio que as provoque. Estão presentes em 50% da população normal, não sendo úteis para diagnóstico.
- As evocadas são observadas secundariamente à apresentação de um estímulo sonoro, sendo estas de grande aplicação clínica.

As emissões otoacústicas evocadas são ainda, divididas, de acordo com o tipo de estímulo. As mais utilizadas são as evocadas transientes e produto de distorção.

EMISSÕES OTOACÚSTICAS EVOCADAS TRANSIENTES OU TRANSITÓRIAS

As emissões otoacústicas evocadas transientes ou transitórias (EOET) são respostas obtidas a partir de estímulos faixa larga, como ruídos, *clicks* e *tone-burst*, que são sinais de curta duração capazes de estimular desde a frequência de 700 até 6.000 Hz, sendo observáveis em indivíduos com limiares auditivos de até 25 dBNA. Neste procedimento, o equipamento provoca repetidamente a cóclea com estímulos, realizando uma análise espectral de cada resposta, e no final apresenta um espectro médio (promediação). Atualmente é um dos exames objetivos mais utilizados para triagens nos berçários, unidades de terapia intensiva neonatais e na rotina clínica por ser capaz de mostrar maior gama de informações sobre a integridade da cóclea, além de ser um procedimento mais rápido, de fácil aplicabilidade e análise de seus resultados. A Figura 7-8 mostra o registro de EOAT de um neonato.

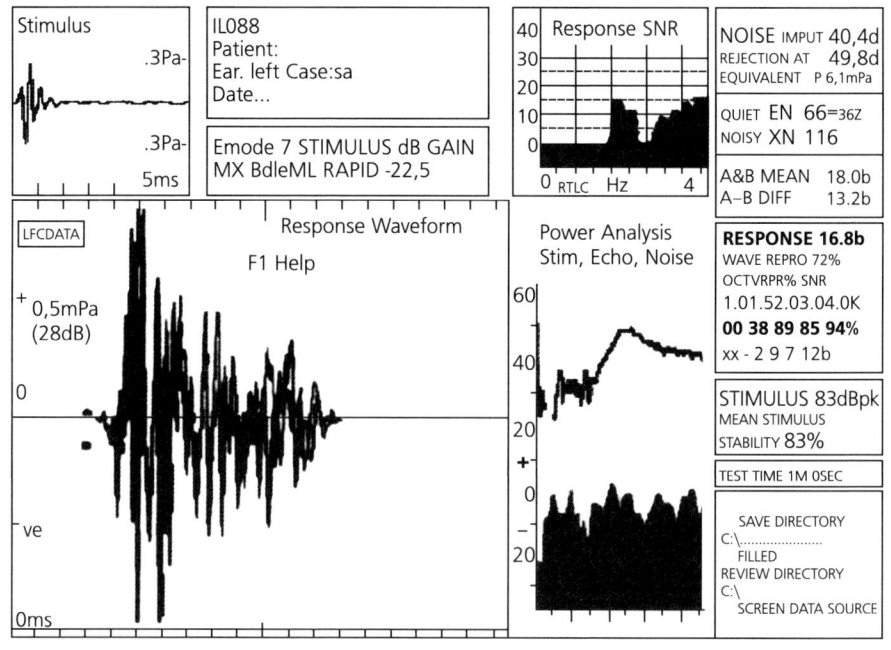

Fig. 7-8. Registro de emissões otoacústicas de neonato.

EMISSÕES OTOACÚSTICAS EVOCADAS POR PRODUTO DE DISTORÇÃO

As emissões otoacústicas evocadas por produto de distorção (EOEPD) são obtidas pela interação não linear de dois tons puros, de frequências f_1 e f_1, aplicados externa e simultaneamente, presentes em sujeitos com limiares auditivos de até 45 dBNA. O comportamento não linear da cóclea produz frequências que são combinação linear das frequências dos estímulos, destacando-se os componentes na frequência definida pela equação $2f_1 - f_2$ com $f_2 > f_2$. As EOAPD, *a priori*, permitem avaliar o estado da cóclea para qualquer frequência desde a base até o ápice, bastando selecionar convenientemente as frequências dos estímulos f_1 e f_2.[19] Este procedimento, também, é de fácil medição, apresentando baixo nível de artefatos, por ser uma avaliação obtida a partir de tons puros (f_1 e f_2) e medida em frequência bem determinada ($2f_1 - f_2$). A Figura 7-9 mostra um registro de EOA por produto de distorção de um neonato.

Estudos, como os de Gattaz e Cerruti,[20] Parrado,[21] Chapchap,[22] Soares & Azevedo,[23] entre outros, relatam que a avaliação através das emissões é um exame objetivo, que avalia individualmente as orelhas, não invasivo, sensível para triagens em recém-nascidos normais e de risco, simples e não dependente da maturidade do sistema auditivo central. Em condições favoráveis, como sono leve ou cooperativo, a triagem pode ser feita em cerca de 10 minutos.

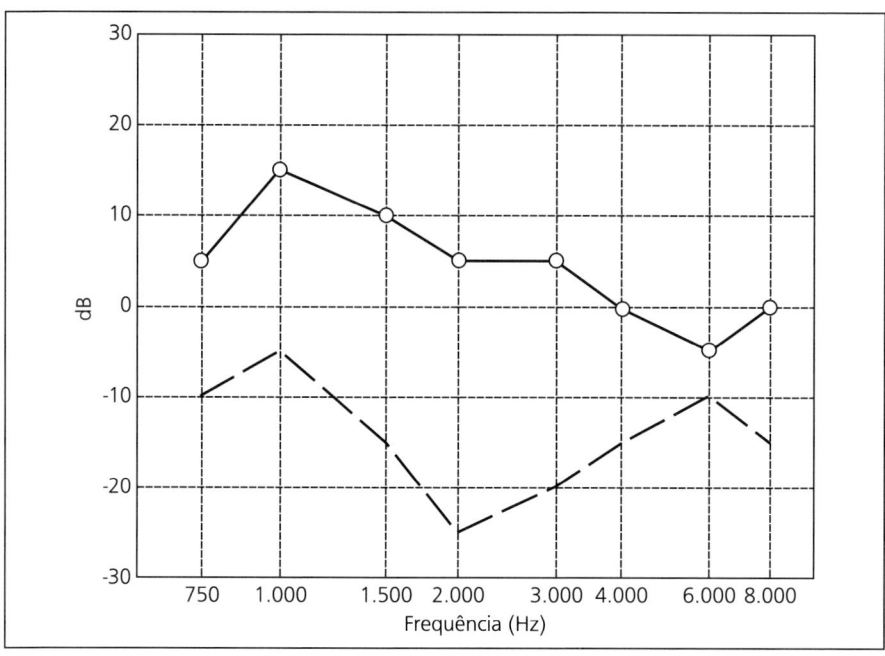

Fig. 7-9. Registro de emissões otoacústicas por produto de distorção.

É importante lembrar que as EOAT, por serem pré-neurais, não captam casos de disfunção no sistema auditivo central. Para essa população deve-se utilizar o PEATE e EOAE em conjunto, para identificar o local da lesão.

Em neonatos, vários fatores, como vérnix, cera no conduto auditivo externo, colabamento do meato acústico e malformações de orelha externa e/ou orelha média, podem interferir nas medidas das emissões e devem ser investigados criteriosamente, quando a resposta do exame for negativa.

AVALIAÇÃO AUDIOLÓGICA COMPORTAMENTAL

A avaliação audiológica comportamental consiste em observar o comportamento da criança frente a estímulos acústicos. É certamente o mais antigo método para avaliação da audição, utilizado desde que o homem descobriu a surdez.

A avaliação comportamental vem progressivamente sendo aprimorada nos métodos e recursos utilizados. Para a população de adultos os avanços técnicos e científicos estão consubstanciados nos equipamentos e técnicas aplicados na audiometria. Para crianças de tenra idade, Ewing e Ewing, em 1944,[24] propuseram o primeiro procedimento sistêmico, descrito na literatura, para obter "respostas reflexas auditivas".

A avaliação comportamental foi muito utilizada até o final do século XX, nos centros mais avançados, incluindo os EUA, Japão e os países da Europa. Embora o advento de novas técnicas, como o Potencial Auditivo de Tronco Encefálico e as Emissões Otoacústicas, tenha reduzido a aplicação da Avaliação Comportamental, esta é ainda fundamental.

Na avaliação auditiva comportamental, estímulos produzidos por instrumentos com características acústicas predefinidas são aplicados às proximidades da criança, e a resposta desta é cuidadosamente observada de acordo com a idade.

As principais vantagens são possibilitar a avaliação das audições periférica e central, pois, para que haja uma resposta, é necessário que o estímulo tenha percorrido todas as instâncias do sistema auditivo, além do baixo custo dos equipamentos. As principais críticas à avaliação audiológica comportamental referem-se à falta de especificidade em frequência dos estímulos normalmente utilizados, à dificuldade em reproduzir os sons sempre da mesma maneira e o pouco controle com a intensidade do som dos instrumentos utilizados para produção dos estímulos, além de pistas táteis e olfativas.

Araújo FCRS, Chirelli AM mostraram efetivamente a falta de especificidade em frequência a partir da caracterização espectral psicoacústica dos instrumentos mais utilizados na avaliação comportamental, fornecendo aos profissionais condições para urna seleção mais criteriosa dos instrumentos para realização da avaliação audiológica comportamental.[25]

A avaliação audiológica comportamental é um teste subjetivo, ou seja, depende da resposta da criança, necessitando de um avaliador experiente e conhecedor da função auditiva, maturações neurológica e global nas diferentes faixas etárias. A avaliação audiológica comportamental deve considerar diversos fatores, como:

A observação do desenvolvimento global importante para que se possam adaptar os procedimentos da avaliação audiológica às habilidades motoras e mentais da criança.

O ambiente deve ser silencioso, com nível de ruído ambiental abaixo de 45 dBNPS para avaliação audiológica em campo livre.[26]

Os estímulos de teste devem apresentar especificidade de frequência e ser suficientemente estreitos e variados para avaliar a sensibilidade auditiva na faixa da fala. Para o teste em campo livre, tons modulados em frequência *(warble)* são populares. Se são utilizadas bandas de ruído, devem ser suficientemente estreitas para permitir a exploração da configuração do audiograma da criança.[27]

O estado da criança, na ocasião da estimulação, deve ser adequado à sua idade. Fatores, como sono, fome, irritação, frio, medo, entre outros, podem influenciar a resposta do neonato.

Neste tipo de avaliação audiológica é fundamental que os avaliadores estejam atentos para todas as manifestações da criança e as inter-relações entre o estímulo, a idade e as possibilidades motoras da mesma.

O fenômeno de habituação, também, deve ser investigado, já que seus achados podem revelar indícios de alterações do sistema nervoso central. A habituação corresponde à diminuição ou modificação das respostas reflexas que uma criança pode apresentar diante de estímulos sonoros repetidos. Esse fenômeno deve estar presente em neonatos normais, sendo sua ausência sugestiva de lesão ou imaturidade do sistema nervoso central.[28] É esperado que a reação de sobressalto diminua ou desapareça por volta da segunda apresentação, realizada com curto espaço de tempo.[28]

Azevedo *et al.* propõem ainda que, na observação das respostas comportamentais a estímulos sonoros, deve-se também verificar a ocorrência de sinais sugestivos de alteração do processamento auditivo central.[29]

Os sinais indicadores de alteração de processamento auditivo central são:[30]

- Respostas exacerbadas: quando há uma desproporção entre a resposta e a intensidade do sinal sonoro. Presença de reflexo cócleo-palpebral ou reação de sobressalto para sons inferiores a 90 dBNPS.
- Dificuldade de localização sonora com acuidade auditiva normal.
- Ausência de habituação a estímulos repetidos.
- Aumento de latência de resposta na ausência de comprometimento do sistema tímpano-ossicular.
- Ausência de reflexo cócleo-palpebral com acuidade auditiva normal.
- Inconsistência de respostas a tons puros, com melhores respostas para sons de amplo espectro.
- Necessidade de aumentar a duração do estímulo acústico para eliciar respostas.

Os audiologistas devem continuar utilizando a avaliação comportamental, visto que este tipo de avaliação, embora possa ser criticado pela sua subjetividade, demonstra ser de extrema importância no diagnóstico não só de alterações periféricas da audição, mas também na identificação de alterações do processamento auditivo, permitindo, conjuntamente com a avaliação eletrofisiológica, identificar durante o 1º ano de vida as crianças de risco para alteração de linguagem e do aprendizado, possibilitando uma intervenção precoce.[29]

Procedimentos de avaliação audiológica comportamental em neonatos utilizam, normalmente, estímulos de instrumentos de percussão não calibrados, como guizo, reco-reco, sino, entre outros, pois neonatos, em geral, não respondem a tons puros. Outros tipos de estímulos utilizados são os sons modulados em frequência *(warble)* produzidos por audiômetros pediátricos. Recentemente foi proposta a utilização de sons de instrumentos de percussão filtrados, normalizados em amplitude e duração. Nesta proposta os sons são apresentados a partir de CDs, garantindo reprodutibilidade em amplitude, tempo e frequência, o sistema SONAR. Este sistema é composto de 3 CDs com sinais de instrumentos filtrados, sinais modulados em frequência com duração de 2, 10 e 20 s, limitados em bandas de uma oitava, meia-oitava ou terço-de-oitava centrado nas frequências comumente utilizadas em avaliação audiométrica, quais sejam 500, 1.000, 2.000, 4.000 e 8.000 Hz. Para cada frequência central foi utilizado instrumento diferente, visando postergar a habituação.

Os sinais foram normalizados pela curvas isoaudíveis e podem ser reproduzidos de um CD *player* acoplado a duas caixas de som. Os sinais podem ser apresentados independentemente à esquerda ou à direita da criança. O sistema SONAR permite reprodutibilidade e controle dos sons produzidos, que podem ser variados de 20 a 100 dBNA. Neste sistema, uma vez colocadas as caixas de som na posição adequada, não há necessidade de movimentações dos examinadores, reduzindo as pistas táteis, olfativas e/ou visuais.[31]

Para cada frequência central foi utilizado instrumento diferente, visando a postergar a habituação.

A multiplicidade de opções visa atender as diversas fases de desenvolvimento da audição. Estímulos de 20 s de duração são apropriados a neonatos, estímulos com duração de 10 s são adequados a bebês de até 3 meses e acima de 3 meses devem-se utilizar estímulos de 2 s de duração

A limitação em bandas de frequência visa proporcionar estímulos que apresentem especificidade em frequência e concomitantemente seja estimulante para as crianças. Para neonatos os estímulos devem ser espectralmente mais ricos, sendo recomendada banda de uma-oitava. Para bebês acima de 3 meses deve-se utilizar um sinal com maior especificidade em frequência, sendo, portanto, recomendados estímulos com banda de um terço-de-oitava.

A Figura 7-10 ilustra a densidade espectral de potência para o sinal dos instrumentos: tambor, afochê, castanhola, reco-reco e caxixi com banda de terço-de-oitava, centrados nas frequências de 500, 1.000, 2.000, 4.000 e 8.000 Hz respectivamente.

TRIAGEM AUDITIVA NEONATAL UNIVERSAL (TANU)

A triagem neonatal universal (TNU) consiste no rastreamento auditivo de todos os recém-nascidos (RN) antes da alta hospitalar. As instituições devem realizar o exame de rotina tanto nos RN da UTI, quanto nos RN do berçário de normais. O programa de triagem auditiva neonatal deve constar de 4 etapas:

1. Triagem ou rastreamento auditivo.
2. Diagnóstico audiológico.

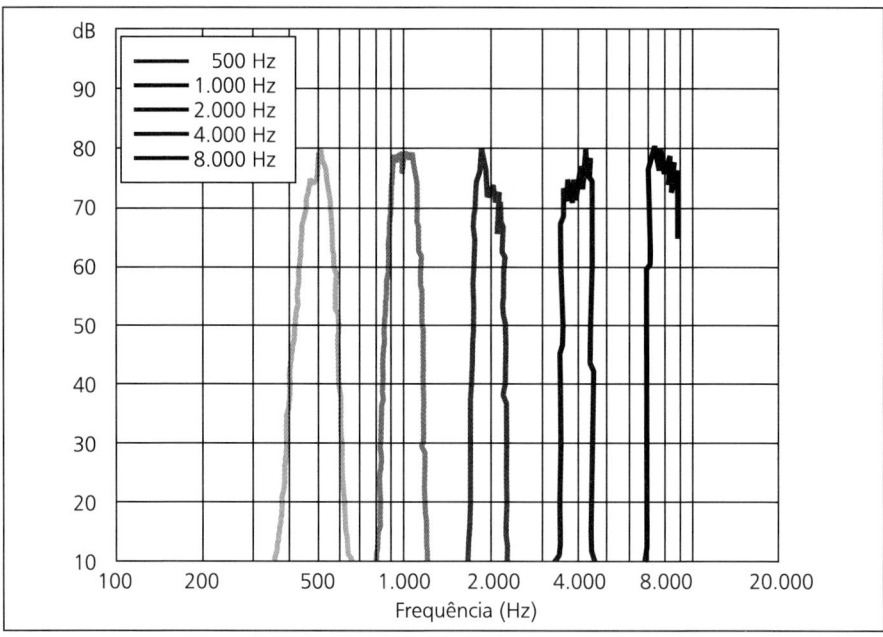

Fig. 7-10. Densidade espectral de potência dos sons produzidos pelo sistema SONAR.

3. Protetização (indicação, seleção e adaptação de prótese auditiva).
4. Intervenção fonoaudiológica especializada em audiologia educacional. (Grupo de apoio à triagem neonatal universal – GATANU.)

Levando-se em consideração que, se for realizada a triagem auditiva neonatal antes da alta hospitalar, apenas nos recém-nascidos da unidade de terapia intensiva, estaremos perdendo 50% dos neonatos portadores de deficiência auditiva congênita. Portanto, vê-se o real valor de se implantar um programa de triagem auditiva neonatal onde todos os recém-nascidos, tanto os da unidade de terapia intensiva quanto os do berçário, passem pela triagem. A TANU é obrigatória no território nacional desde 02 de agosto de 2010.

CONSIDERAÇÕES FINAIS

Atuação fonoaudiológica nos programas de avaliação precoce de audição em maternidades visa a prevenção, a detecção e minimização de alterações da audição e do desenvolvimento neuropsicomotor.

A audição é, primordialmente, o sentido através do qual a linguagem verbal é adquirida, ou seja, a fala é detectada, reconhecida, interpretada e entendida. É pela audição que nos mantemos informados sobre as atividades que estão ocorrendo a distância, funcionando como mecanismo de defesa e alerta contra o perigo.

Em caso de deficiência auditiva confirmada, o indivíduo deve receber intervenção educacional, protetização, incluindo indicação, seleção e adaptação de prótese auditiva no máximo até os 6 meses de vida, tratamento e intervenção fonoaudiológica especializada pelo período que for necessário, tal que a criança possa vir a ter um desenvolvimento próximo do normal. Estas ações são importantes, pois a principal fase de maturação da audição para a fala acontece durante os primeiros anos de vida.

A avaliação audiológica em neonatos requer que o avaliador tenha experiência, conhecimento da função auditiva, das etapas do processamento auditivo e seu desenvolvimento, assim como sua maturação. Azevedo propõe que programas de triagem auditiva em neonatos sejam seguidos de um eficiente acompanhamento subsequente, com uma equipe multidisciplinar e colaboração dos pais.[32]

A triagem pode considerar uma única metodologia, preferencialmente os métodos objetivos, entretanto o diagnóstico deverá considerar todos os métodos possíveis, tanto os objetivos como os subjetivos.

Os profissionais que atuam nas maternidades, como pediatras, neonatologistas, enfermeiras e fonoaudiólogos entre outros, devem dar uma atenção especial aos recém-nascidos pré-termo, ou que tenham sido acometidos de alguma intercorrência pré, peri ou pós-natal e que tenham sido submetidos a cuidados intensivos. Essas crianças são consideradas como tendo maior probabilidade de apresentarem distúrbios de desenvolvimento, entre eles o auditivo e o linguístico.

REFERÊNCIAS BIBLIOGRÁFICAS

1. Northern JL, Downs MP. *Audição em crianças*. 3. ed. São Paulo: Manole, 1989.
2. Joint Committee on Infant Hearing – American Academy of Pediatrics. *Position Statement*, 2000.
3. NCHAM 2000 – National Center for Hearing Assessment and Management. A *Checklist for Implementing Universal Newborn Hearing Screening Programs*. Utah – USA, 2000.
4. NHS 2000. *European Consensus Statement On Neonatal Hearing Screening*. Milan-Italy, 1998.
5. Balieiro CR, Balieiro RD. Diagnóstico da deficiência auditiva nos primeiros anos de vida. Importância da participação dos pediatras. *Rev Distúrbios da Comunicação* 1987;2:49.
6. Figueiredo MS, Castro Jr NP, Redondo MC *et al*. Alguns aspectos da deficiênciaauditiva em nosso meio. *Anais do XXIX Congresso Brasileiro de Otorrinolaringologia*, São Paulo, 1998.
7. CBPAI 1999. Comitê Brasileiro sobre Perdas Auditivas na Infância. *Jornal do Conselho Federal de Fonoaudiologia* 2000 Maio/Jun.;5:3-7.

8. Nobrega M. *Aspectos diagnósticos e etiológicos da deficiência auditiva em crianças e adolescentes*. Dissertação de Mestrado, Escola Paulista de Medicina, São Paulo, 1994.
9. Joint Committee on Infant Hearing – American Academy of Pediatrics. Position Statement, 1994, 2000.
10. Yoshinaga-Itano, Desey AL, Coulter DK et al. Language of early – and later – Identified children with hearing loss. *Pediatrics* 1998;102(5):1161-71.
11. Jewett DL, Willinston JS. *Auditory-evoked far fields average from the scalp of humans*. Brains, 1971;94:681-696.
12. Zimmerman MC, Morgan DE, Dubno JR. Auditory brain stem evoked response characteristics in devoloping infants. *Ann Otol Rhinol Laryngol* 1987;96:291-299.
13. Herrmann BS, Thornton AR, Joseph JM. *Automated infant hearing screening using the ABR: development and validation*. AM J Audiol 1995;4:6-14.
14. Hungria H. *Otorrinolaringologia*. 7. ed. Rio de Janeiro: Guanabara-Koogan, 1995.
15. Willer AR, Jannetta P, Bennette M et al. Intracranially recorded responses from human auditory nerve: new insights into the origin of brainstem evoked potentials. *Elctroencephalography and Clinical Neurophysiology* 1981;52:19-27.
16. Ferrari D, Bevilacqua MC. *Procedimentos diagnósticos na avaliação audiológica infantil*. Série Cadernos de Audiologia. Bauru: HPRLLP-USP, 1998, vol. 2.
17. Gold T. Hearing II: the phisycal basis of the action of the cochlea. *Proc Royal Society of London* 1948;135:462-91.
18. Kemp DT. Stimulated acoustic emissions from within the human auditory system. *J Acoustical Soc Am* 1978;64(5):1386-91.
19. Probst R, Lonsbury-Martin BL, Martin GK. *A review of otoacoustic emissions*. J Acoustical Soc Am 1991;89(5):2027-67.
20. Gataz G, Cerruti VQ. O uso de emissões otoacústicas evocadas para triagem auditiva em neonatos de risco para a deficiência auditiva. *Revista Paulista de Pediatria* 1994;12(3):291-94.
21. Parrado MES. *Estudo comparativo da utilização das emissões otoacústicas evocadas e da audiometria de tronco cerebral em recém-nascidos a termo*. Dissertação de Mestrado, Pontifícia Universidade Católica de São Paulo, 1994.
22. Chapchap MJ. Potencial evocado auditivo de tronco cerebral PATC e das emissões otoacústicas evocadas EOAE em unidade neonatal. In: Andrade CRF. *Fonoaudiologia em berçário normal e de risco. Série Atualidades em Fonoaudiologia*. São Paulo: Lovise, 1996, vol. 1.
23. Soares E, Azevedo MF. Estudo do padrão de respostas para emissões otoacústicas por produto de distorção em neonatos normais. *Revista Pró-Fono* 1997;10(1).
24. Ewing I, Ewing A. The ascertainment of deafness in infancy and early childhood. *J Laryngol* 1944;59:309.
25. Araújo FCRS, Chirelli AM. Análise espectral psicoacústica de instrumentos não calibrados: uma contribuição para a avaliação audiológica comportamental. In: Lacerda C, Panhoca I. (Eds.). *Tempo de fonoaudiologia III*. Taubate: Cabral, 2002. p. 221-38.

26. American Speech Language Hearing Association. Guidelines for identification audiometry. *ASHA* 1975;17:94-99.
27. Hodgson WR. Avaliação auditiva de bebês e crianças. In: Katz J. *Tratado de audiologia clínica.* 4. ed. São Paulo: Manole, 1999, cap. 30.
28. Sakaloski M, Susuki MR, Azevedo MF. O estudo do fenômeno de habituação em bebês pré-termo de risco. *Pró-fono* 1993;5(2):26-28.
29. Azevedo MF, Vieira RM, Vilanova LCP. *Desenvolvimento auditivo de crianças normais e de alto risco.* São Paulo: Plexus, 1995.
30. Azevedo MF. Avaliação audiológica no primeiro ano de vida. In: Lopes Filho O. *Tratado de fonoaudiologia.* São Paulo: Roca, 1997.
31. Araújo FCRS, Lima MCP, Araújo AML. *Sons normalizados para avaliação audiológica – Sistema sonar.* Carapicuíba: Pró-Fono, 2001.
32. Azevedo MF. Avaliação subjetiva da audição no primeiro ano de vida. *Revista Temas de Desenvolvimento* 1991;14(3):11.

Orientações a Pais de Crianças com Refluxo Gastroesofágico*

Elizabeth Crepaldi de Almeida
Daniela Rodrigues Delicado
Marina Carpintero Lauer
Patrícia Ribeiro da Silva Nascimento

INTRODUÇÃO

O Refluxo Gastroesofágico (RGE) e a Doença do Refluxo Gastroesofágico são assuntos desconhecidos pela maioria das pessoas. Informações e orientações adequadas aos pais possibilitam uma melhoria da qualidade de vida dos bebês que enfrentam esta problemática.

Para tal, desenvolvemos este material didaticamente estruturado e de linguagem simples sobre RGE e Doença do Refluxo Gastroesofágico, que poderá se tornar material de orientação auxiliar na prática clínica fonoaudiológica.

Este artigo de "Orientações a pais de crianças com RGE" conta com informações sobre o refluxo gastroesofágico, refluxo fisiológico, doença do refluxo gastroesofágico, sintomas, orientações sobre alimentação, postura, amamentação e as perguntas mais comuns realizadas pelos pais que vivem tal situação com o filho.

---

*Agradecemos à Maria Luiza Fonseca pela leitura e correção atenciosa deste texto, e à Juliana Carpintero Lauer pelas ilustrações deste texto.

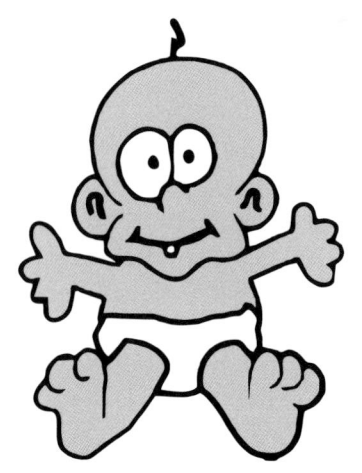

TRABALHO FONOAUDIOLÓGICO

Por ocasião do nascimento o bebê sente a presença de um vazio, e é o alimento que vem preencher esse espaço, dando-lhe uma sensação de conforto. A alimentação vai sendo associada ao prazer. Nos bebês que sofrem da doença do refluxo gastroesofágico, essa associação não acontece. O bebê associa o alimento a uma fonte de desconforto, pois ocorrem vômitos, regurgitações, dor e falta de ar.

Acreditamos que o fonoaudiólogo deva estar integrado ao trabalho interdisciplinar, onde cada profissional é reconhecido pelo trabalho que a equipe solicita e não pela sua forma individual. Forma-se um novo referencial, em que a equipe se baseia para construir a dinâmica do grupo, promovendo decisões em equipe.

Dentre tantas outras profissões, a Fonoaudiologia possui áreas de atuação interligadas com a gastroenterologia pediátrica, podendo desenvolver um trabalho interdisciplinar entre as profissões, como no caso da doença do refluxo gastroesofágico.

Enquanto a gastroenterologia será responsável pela avaliação, diagnóstico e tratamento da doença do refluxo, a fonoaudiologia se voltará para as orientações preventivas de postura, amamentação, além de, após o tratamento médico do bebê, oferecer condições sensório-perceptivas e musculares para o bebê sugar e deglutir o alimento sem que haja desconforto, restabelecendo a relação alimento-prazer.

O trabalho fonoaudiológico só poderá ser iniciado após o tratamento e controle do refluxo gastroesofágico, pois o trabalho é de promover o restabelecimento das funções de sucção e deglutição que podem se tornar deficientes por causa da doença do refluxo gastroesofágico.

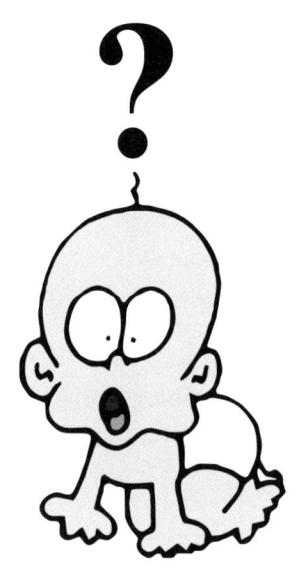

O QUE É REFLUXO GASTROESOFÁGICO?

O regurgitamento e o vômito durante os primeiros meses de vida do bebê podem ser sinal de refluxo gastroesofágico, que nada mais é do que a volta do conteúdo do estômago para o esôfago. O conteúdo que volta do estômago é a formação de uma solução composta de ácido clorídrico, enzimas e partículas alimentares. A volta desse conteúdo ocorre em razão do mau funcionamento de uma válvula que existe na entrada do estômago, que deveria se fechar após a passagem do alimento, impedindo que ele volte para a boca através do esôfago.

Na maioria dos bebês, esta válvula não funciona bem e permanece aberta ou se abre com facilidade, permitindo a passagem do alimento nos momentos de aumento da pressão abdominal, que ocorre, geralmente, nos casos de tosse, espirro, expansão por gases ou conteúdo alimentar e quando há cinturas de pressão formadas pelas fraldas e pelas roupas. Dessa forma, quando o bebê se deita ou tosse, a pressão abdominal aumenta e acontece o vômito.

O refluxo gastroesofágico manifesta-se pelo vômito, que é quando o leite volta coalhado em grande quantidade. Pode-se, também, manifestar acompanhado de regurgitação, que é quando o leite volta sem estar coalhado, em pequena quantidade.

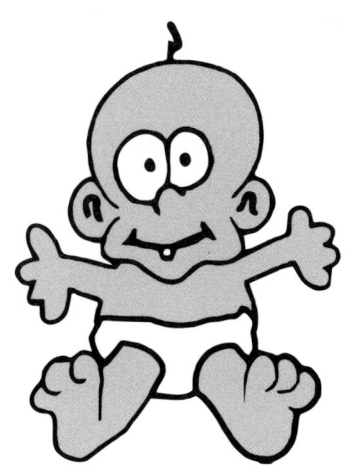

REFLUXO FISIOLÓGICO

No bebê, o mecanismo antirrefluxo é relativamente precário, pois o organismo é mais prematuro, se comparado ao adulto. Este mecanismo torna-se eficiente com o crescimento do bebê, por este motivo o refluxo gastroesofágico é um fenômeno quase que habitual na maioria dos bebês nos 6 primeiros meses de vida. Esse refluxo não interfere no desenvolvimento do bebê como ganho de peso e estatura.

Esse refluxo, desde que não seja acompanhado de complicações, como pneumonia, anemia e outros, é considerado fisiológico. Na maioria das vezes ocorrem algumas regurgitações, em geral depois da amamentação, e raros episódios de vômitos. Esse refluxo não causa nenhum problema no organismo.

Na maioria dos bebês o refluxo gastroesofágico desaparece espontaneamente até os 18 meses de idade, porém o refluxo gastroesofágico pode determinar complicações suficientemente graves, como desnutrição e pneumonias. Nesses casos o refluxo passa a ser patológico, sendo chamado atualmente de doença do refluxo gastroesofágico.

DOENÇA DO REFLUXO GASTROESOFÁGICO

Pode-se afirmar que essa doença ocorre em razão de um desequilíbrio entre os fatores que protegem o esôfago contra o refluxo, ou seja, o fechamento e a abertura da válvula do esôfago (tanto a superior quanto a inferior) entram em desequilíbrio. Esse desequilíbrio ocasiona um aumento da frequência e/ou da duração dos episódios de refluxo, ocorrendo uma série de complicações, como pneumonia, anemia, dificuldade em ganhar peso e irritação. Há fatores que causam a doença do refluxo gastroesofágico:

- Relaxamento transitório da válvula inferior do esôfago.
- Hipotonia da válvula inferior do esôfago.
- Aumento da pressão abdominal (como fraldas apertadas, já citado no texto).
- Grande quantidade de alimento no estômago.
- Efeitos da postura corporal.

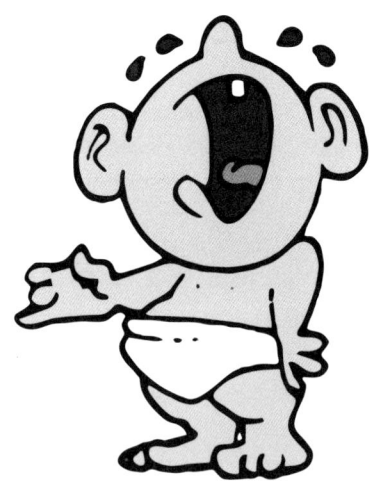

SINTOMAS DO REFLUXO GASTROESOFÁGICO

O refluxo pode levar a uma série de sintomas e para conhecê-los torna-se muito importante realizar uma entrevista cuidadosa com os pais sobre a história de vida do bebê e um exame físico detalhado pelo médico para se formar um diagnóstico.

Os sintomas são:

- Vômito é o principal sintoma e o mais frequente, que pode acontecer em até 90% dos casos. Há casos em que o vômito não aparece nos primeiros meses de vida. Outra característica dos vômitos no refluxo gastroesofágico é a sua melhora com a posição ereta e piora quando a criança está deitada.
- Pirose, conhecida como azia ou queimação, deixa o bebê extremamente irritado.
- Dor no tórax.
- Dificuldades no ganho de peso.
- Problemas respiratórios.
- Choro frequente.
- Sangramento, vômitos com sangue.
- Falta de ar.
- Tosse.
- Soluços.
- Recusa alimentar.
- Engasgos ao se alimentar.
- Dificuldade em deglutir.
- Chiado no peito (conhecido como "bebê chiador").
- Rouquidão.

Quando o conteúdo do estômago volta e passa pelas vias respiratórias, pode provocar quadro de faringite, laringite, bronquite de repetição, pneumonia ou, ainda, falta de ar.

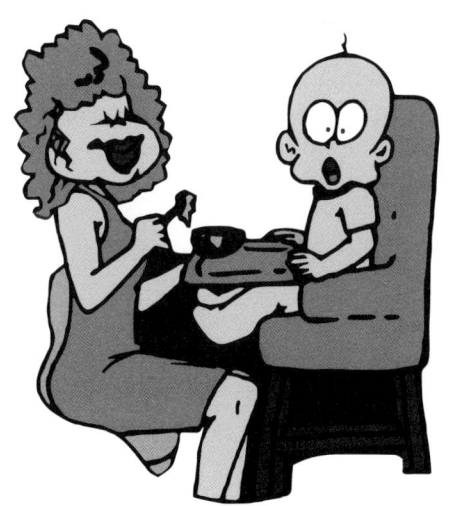

ORIENTAÇÕES SOBRE A ALIMENTAÇÃO

Existem alimentos que são permitidos, e outros que são contraindicados para o bebê que apresenta refluxo gastroesofágico, pois alguns alimentos favorecem a ocorrência dos episódios de refluxo. É importante consultar o médico para verificar que dieta será permitida para seu bebê.

Alguns exemplos de alimentos permitidos:

- Frutas, com exceção das cítricas.
- Arroz.
- Macarrão sem molhos de tomate ou branco.
- Carne magra (frango ou peixe).
- Legumes e verduras.
- Pão.
- Proteínas.
- Alimentos engrossados, ou seja, banana; maçã; pêra; mamão; goiaba; podem ser amassados e usados para engrossar os sucos ou outros alimentos.

Alguns exemplos de alimentos contraindicados:

- Frutas cítricas (p. ex., laranja, limão).
- Refrigerante.
- Chocolate.
- Balas e doces.
- Iogurtes.
- Chás e cafés.
- Salgadinhos, frituras e condimentos.
- Fibras.
- Molhos de tomate e branco.
- Alho e cebola.
- Bebidas alcoólicas.

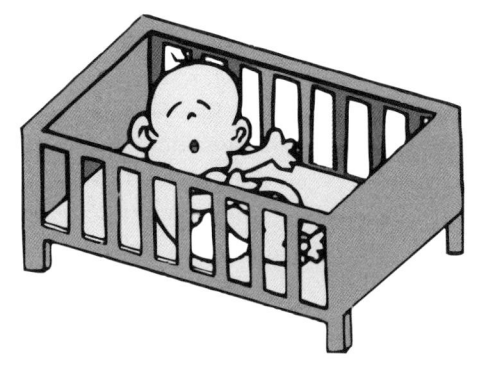

ORIENTAÇÕES POSTURAIS

Se as regurgitações apresentarem-se esparsas, não haverá necessidade de tratamento postural.

Quando as regurgitações forem mais volumosas e numerosas, com bom ganho ponderal, ingestão alimentar adequada e sem sintomas de esofagite, a medida postural é suficiente.

O tratamento postural é de fundamental importância e deve ser respeitado durante o período de 24 horas, inclusive durante a troca de fraldas do bebê, quando o refluxo gastroesofágico é considerado patológico.

No caso dos bebês, a melhor posição é deitado do lado esquerdo, com a cabeceira do berço elevada a 30 graus ou de barriga para cima, com a cabeceira do berço elevada a 30 graus durante 24 horas. Este tratamento pode ser interrompido apenas com orientação do seu médico. Torna-se importante lembrar que, embora em geral exista uma redução significativa na frequência de vômitos dentro de 2 a 4 semanas após o início do tratamento postural, pode levar muitas semanas ou meses antes que o bebê esteja totalmente sem sintomas.

Caso o bebê escorregue no berço, podem ser colocado travesseiros ou almofadas à sua volta ou usar um lençol dobrado entre as pernas do bebê e preso atrás do colchão. Isso não deixará o bebê escorregar para baixo do berço, já que o mesmo está elevado.

Evitar bebê-conforto na posição semissentada, por provocar aumento da pressão intra-abdominal, favorecendo a ocorrência de episódios de refluxo gastroesofágico.

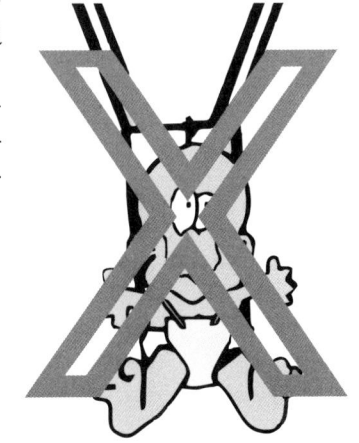

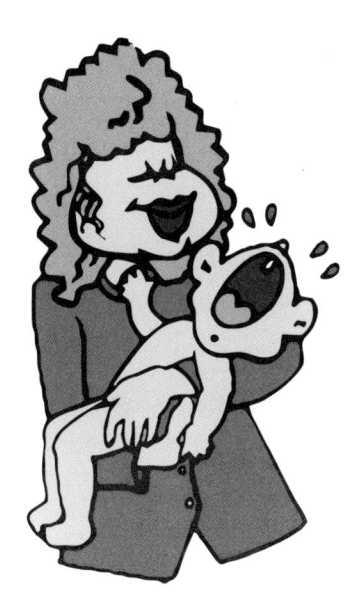

ORIENTAÇÕES GERAIS

O fonoaudiólogo pode atuar de forma preventiva, pois a finalidade da prevenção é contrariar ou interceptar causas, evitando e/ou diminuindo seus efeitos. A prevenção não serve apenas para diminuir a doença, mas serve também para promoção, proteção, diagnóstico, tratamento e reabilitação da saúde dos indivíduos.

Os pais de bebês com refluxo gastroesofágico devem ser orientados sobre o caráter benigno da maioria dos casos, o que servirá para diminuir a ansiedade comum nessa situação. Orientações importantes devem ser seguidas para a prevenção do problema.

São elas:

- A mãe deve evitar o fumo durante a amamentação, pois existem substâncias no fumo que podem alterar o funcionamento da válvula do esôfago.
- Evitar estresse, tanto da mãe quanto do bebê, não manipulando o bebê de forma desnecessária.
- Evitar chacoalhar o bebê após as mamadas.
- Evitar pressionar o abdome na troca das fraldas e no ajuste das roupas.
- Evitar colocar o bebê para dormir logo após as refeições ou mamadas.
- Evitar colocar o bebê na posição sentada ou semissentada, por exemplo, no bebê-conforto, pois provoca aumento na pressão abdominal.

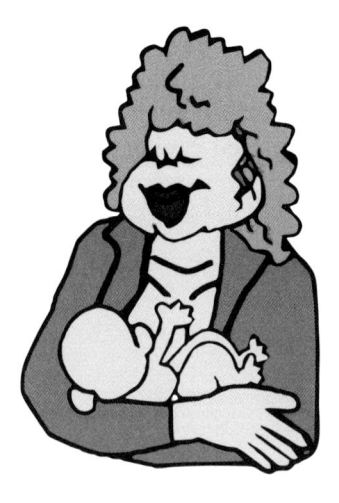

ORIENTAÇÕES SOBRE A AMAMENTAÇÃO

Medidas alimentares

Dê preferência ao leite materno, que deve ser fracionado. Com base no tempo cronológico, normalmente os bebês mamam durante 20 minutos, sendo que a descida do leite ocorre nos primeiros 5 a 7 minutos, aproximadamente, e é o momento em que o bebê suga com mais vigor, ritmo e menos pausas. Nesse momento é que o bebê está mamando de fato, e nos momentos subsequentes ele estará procedendo ao que se chama de "chupeteio", isto é, sugando para sua satisfação oral e, com isto, eliminando ou diminuindo a necessidade e a incidência de hábitos viciosos, como os de chupar dedo. O bebê com refluxo gastroesofágico deve ter seu tempo de mamada fracionado, ou seja, os primeiros 6 minutos devem ser fracionados. O tempo da mamada fracionada levará um pouco mais de 20 minutos em razão das interrupções feitas no início, que são realizadas de acordo com a orientação do fonoaudiólogo ou médico.

Esse fracionamento consiste em deixar as mamadas mais curtas e mais frequentes.

Caso o refluxo gastroesofágico impeça a amamentação no peito da mãe, será necessário retirar o leite materno (de acordo com a prescrição médica) e seguir a dieta prescrita pelo médico.

O fracionamento é realizado da seguinte forma:

- O bebê deve começar mamando primeiro no peito em que mamou por último na mamada anterior.
- Os lábios inferior e superior devem ficar "virados para fora", como que apoiados na mama.
- O bebê tem de abocanhar o mamilo e a maior parte possível da aréola (parte escura do peito), de forma que parte dela fique dentro da sua boca. Isso garante ao bebê uma boa mamada, evitando a possibilidade do ar ser engolido.
- O bebê mama por 2 minutos.
- A mãe introduz o dedo mínimo de sua mão livre no canto da boca da criança pressionando levemente para desfazer o vácuo, e, consequentemente, o bebê soltará o peito naturalmente (isso é feito para evitar que o bico do peito rache).
- Após essa manobra, conversar com o bebê para distraí-lo e lhe oferecer carinho.
- Coloca-se novamente o bebê no peito e conta-se mais 2 minutos de mamada, interrompendo e seguindo o mesmo processo detalhado. Serão feitas 3 pausas de 2 minutos cada.

Embora sejamos de acordo com a amamentação via leite materno exclusiva até os 6 meses, não podemos deixar de orientar aqueles bebês que por algum motivo fazem uso da mamadeira. "O Ministério da Saúde informa: a criança que mama no peito não necessita de mamadeira, bico ou chupeta. O uso da mamadeira, bico ou chupeta prejudica a amamentação e seu uso prolongado prejudica a dentição e a fala da criança" (Resolução número 221). O fracionamento deve ser realizado também com esses bebês.

Aconselhamos deixar a mamadeira bem levantada, quase em pé, fazendo com que a região do bico esteja totalmente cheia de leite. O bico da mamadeira deve ser ortodôntico de acordo com a idade do bebê.

Fazer o bebê arrotar após a mamada é importante para promover a saída do excesso de ar engolido, que pode ser ingerido entre um gole e outro de leite. Para o bebê arrotar é preciso colocá-lo em pé junto ao tórax, com a cabeça do bebê por cima dos ombros da mãe. Com uma das mãos bater, delicadamente, repetidas vezes, nas costas do bebê.

Devemos saber que nem sempre o bebê irá arrotar, pois pode acontecer de não ter engolido nem um pouco de ar. Após a mamada, o bebê deve permanecer em posição ereta durante algum tempo. Como já foi dito, é importante não chacoalhar o bebê após as mamadas, porque o leite pode voltar para a boca em forma de vômito ou regurgitação.

Temos utilizado a mamada fracionada, com recém-nascido de risco que apresenta episódios de refluxo, já no momento em que a dieta está sendo oferecida via sonda. Esta conduta de fracionamento tem apresentado resultados positivos na minimização dos episódios de refluxo, no aleitamento materno exclusivo (alimento via sonda e via copinho).

Orientações a Pais de Crianças com Refluxo Gastroesofágico

PERGUNTAS MAIS COMUNS

O bebê já nasce com refluxo, ou se manifesta com o tempo?

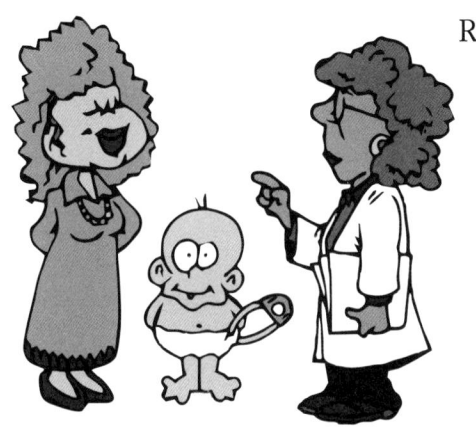

R: Todos os bebês nascem com a válvula do esôfago imatura, e até os 4 ou 6 meses de idade, que é quando a válvula acaba de amadurecer, é normal acontecer o refluxo. Após esse amadurecimento, o mecanismo antirrefluxo, que não deixa o conteúdo do estômago voltar para o esôfago, torna-se eficiente, e o refluxo tende a desaparecer. As repercussões começam a partir dessa idade, pois se o volume que volta do estômago para o esôfago for persistente e/ou intenso, o desenvolvimento do bebê não será saudável, podendo ocorrer problemas de crescimento e peso. Quando ocorrer essas manifestações clínicas pode-se dizer que o bebê está com a Doença do Refluxo Gastroesofágico.

O refluxo gastroesofágico tem tratamento?

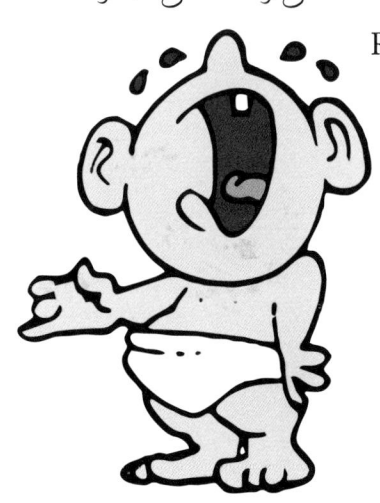

R: Sim, desde que os pais sigam adequadamente as orientações médicas sobre o tratamento que pode ser clínico ou cirúrgico. O tratamento consiste em reduzir o refluxo para, dessa forma, proteger o esôfago e, eventualmente, os pulmões do contato com os conteúdos refluídos. A intervenção cirúrgica é realizada em alguns casos de acordo com orientação médica.

O tratamento clínico é postural, dietético e medicamentoso:

- *Tratamento postural:* reduz a frequência e a duração dos episódios de refluxo. De acordo com as orientações médica e fonoaudiológica.
- *Tratamento dietético:* busca diminuir a distensão gástrica, apressar o esvaziamento do estômago e contribuir para o aumento da pressão do esfíncter inferior do esôfago. De acordo com orientação médica.
- *Tratamento medicamentoso:* remédios que reduzem o refluxo, indicados sob orientação médica.

☞ *A doença do refluxo gastroesofágico hereditária?*

R: Ainda não existem pesquisas que comprovem o fato, mas alguns pesquisadores acreditam que possa ser hereditário.

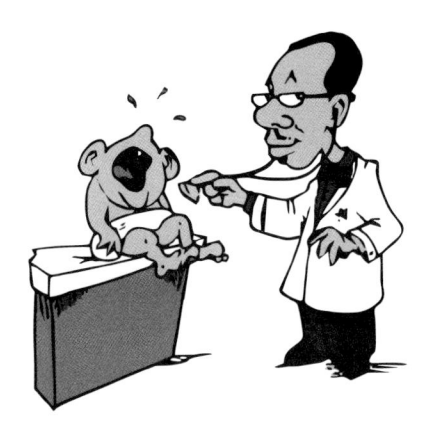

☞ *Por que em alguns dias o bebê tem refluxo com mais intensidade?*

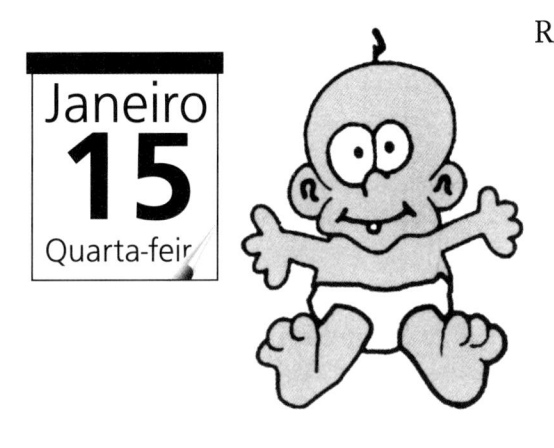

R: Isso pode acontecer em razão do tipo de alimentação do bebê naquele dia, a quantidade que comeu, a pressão que é feita em seu abdome, a posição da mamada, condições de estresse da mãe e do bebê e fatores relacionados com a anatomia do sistema digestório. Pequenas quantidades de algumas substâncias na alimentação da mãe (p. ex., leite de vaca ou café) podem passar inalteradas para seu leite. Ocasionalmente, essas substâncias podem fazer mal ao bebê e ele pode chorar. Quase todos os alimentos podem causar isso, de modo que não é possível o médico aconselhar as mães sobre quais alimentos evitar.

☞ *Todos os bebês com refluxo precisam dormir com o berço elevado?*

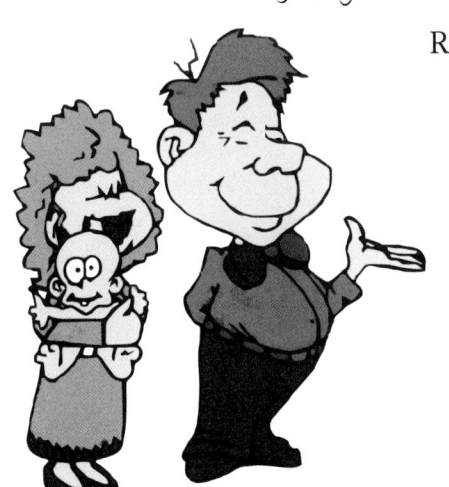

R: Quando o refluxo ocorre em decorrência da imaturidade do mecanismo antirrefluxo, que é considerado normal, a medida postural é suficiente, pois tem evolução espontânea para cura nos primeiros 12 meses de vida e não apresenta complicações. Se o bebê estiver se desenvolvendo bem e não apresentar nenhum outro tipo de problema, basta ter uma boa postura durante a amamentação no peito e realizar as condutas de colocação do bebê para arrotar.

☞ *Qual a melhor posição para o bebê dormir?*

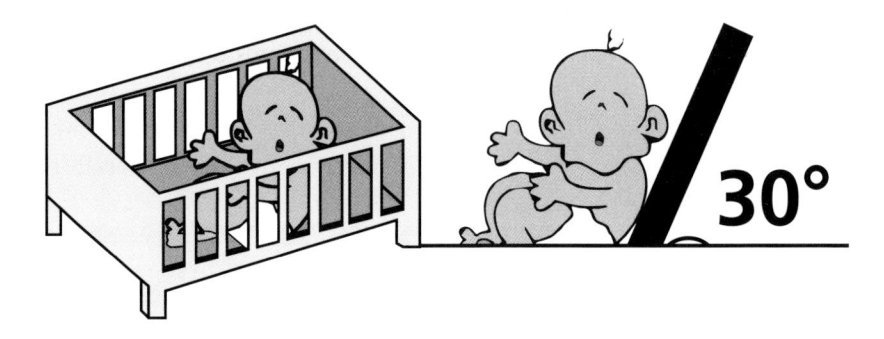

R: Há poucas referências bibliográficas quanto à avaliação da posição mais adequada para o tratamento da doença do refluxo gastroesofágico. A Sociedade Europeia de Gastroenterologia Pediátrica e Nutrição, após amplas discussões, chegou à seguinte conclusão: a posição ideal para bebês com a doença do refluxo gastroesofágico é o decúbito lateral esquerdo (deitado do lado esquerdo) com a cabeceira do berço elevada a 30° até os 4 meses de idade, faixa etária de maior risco para a morte súbita. Após os 4 meses, passe-se a colocar o bebê de barriga para cima com a cabeceira do berço elevada a 30 graus.

☞ *Como é feito o diagnóstico de refluxo?*

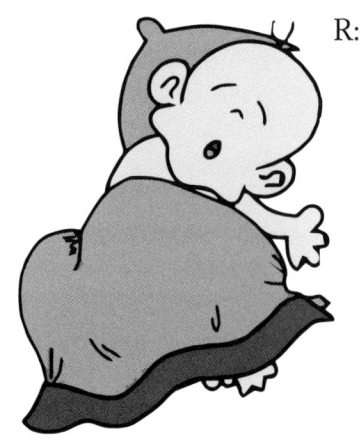

R: O diagnóstico é feito pelo médico, através da história clínica do bebê (como presença de vômitos e/ou processos pulmonares frequentes, falta de ganho de peso) e alguns exames complementares, como: estudos radiológicos (exame do estômago e esôfago), pHmetria (monitoriza o Ph intraesofágico), a cintilografia gastroesofágica (avalia a presença do refluxo gastroesofágico após ingestão de líquidos ou sólidos), ultrassonografia (constata o refluxo gastroesofágico no período pré-prandial), manometria esofágica (avalia sinais e sintomas do refluxo gastroesofágico) e, ainda, a impedanciometria elétrica intraluminal (quantifica a frequência com que o conteúdo gástrico atinge o esôfago).

O refluxo gastroesofágico é comum?

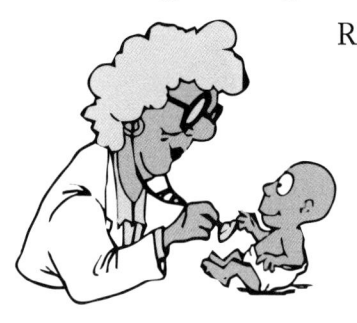

R: O refluxo pode estar presente em qualquer bebê, principalmente nos primeiros 6 meses de vida, em razão da imaturidade do sistema neuromuscular. Quando esse refluxo passa a ser um problema, pode levar à desnutrição (não ganho de peso pelos vômitos), a processos respiratórios, como a pneumonia (leite pode ir para o pulmão) e esofagite (inflamação do esôfago, decorrente do refluxo do conteúdo ácido do estômago).

BIBLIOGRAFIA

Andrade CRF de. *Fonoaudiologia preventiva: teoria e vocabulário técnico-científico.* São Paulo: Lovise, 1996.

Barbieri D. *Doenças gastrenterológicas em pediatria.* In: Barbieri D, Koda YKL. São Paulo: Atheneu, 1996. p. 82-94.

Furkin AM, Santini CS. *Disfagias orofaríngeas.* Carapicuíba, São Paulo: Pró-Fono, 1999. p. 139-53.

Marcondes E. *Pediatria básica.* 8. ed. São Paulo: Sarvier, 1991.

Neufeld CB, Toporovski MS. Departamento científico da gastrenterologia São Paulo, SP. *Recomendações, atualização de condutas em pediatria.* São Paulo: gestão 2001-2003.

Tasca SMT, Almeida EOC, de Servilha EAM. *Recém-nascido em alojamento conjunto: visão multiprofissional.* Carapicuíba, São Paulo: Pró-Fono, 2002.

Condutas de Orientação em um Grupo de Alta Hospitalar de Parturientes e de um Grupo de Orientação a Pais de Recém-Nascidos Internados

Elizabeth Crepaldi de Almeida
Lucinéia Cortes Modes

INTRODUÇÃO

Este relato se refere ao trabalho realizado no grupo de alta e no grupo de orientação a pais de recém-nascidos internados em um hospital-maternidade no interior do Estado de São Paulo.

Antes de iniciar o relato, acreditamos que caiba aqui uma revisão teórica sobre alta e sobre grupo, para posteriormente discorrer sobre o trabalho de intervenção fonoaudiológica nesse grupo de alta de parturientes com seus respectivos recém-nascidos e grupo de orientação a pais de recém-nascidos internados.

A atividade de intervenção fonoaudiológica na saúde tem sido descrita com grande propriedade por Andrade.[1]

"Atividade que tem por objetivo a promoção, proteção e recuperação da saúde fonoaudiológica da população em geral. Pertence e/ou destina-se ao povo, ao uso comum por meio de ações conjugadas e organizadas, que visam ao controle dos fatores causais das patologias comunicativas; a organização dos serviços de fonoaudiologia e o aperfeiçoamento da máquina social, que irá assegurar a cada indivíduo, dentro da comunidade, um padrão de vida adequado à manutenção das saúde global e fonoaudiológica."

As parturientes e seus cônjuges, assim como os pais de recém-nascidos internados devem ser orientados sobre todos os aspectos pertinentes a eles e ao seu bebê no momento da alta hospitalar ou no período de internação dos recém-nascidos de risco. Ambos têm direito à saúde e condições dignas de promoção à saúde asseguradas pelo relatório final da VIII Conferência Nacional sobre Saúde Pública de 1986, *apud* Baptista, 1996.[2]

Neste sentido, que dinâmica seria a mais produtiva para que todos, a partir das orientações fonoaudiológicas e dos outros profissionais nos grupos atendidos, tivessem de fato acesso a tudo aquilo que estava programado na palestra dos especialistas?

No início deste trabalho, nós e os outros profissionais havíamos definido o nosso papel como provedores de informações específicas e técnicas, que eram determinadas a partir do referencial profissional de cada um.

Os pais não participavam ativamente do processo, parecendo que as informações não se constituíam em pontos de referência para um questionamento pessoal com relação às dificuldades atravessadas nessa nova relação: mãe-recém-nascido.

Começamos a perceber que as orientações estavam se tornando mera formalidade dentro da dinâmica hospitalar, não havendo o envolvimento dos pais com os profissionais.

As reuniões dos grupos tornavam-se uma cobrança sobre as obrigações que os pais teriam para com o novo filho e consigo próprios.

A análise destes dados junto aos profissionais participantes do grupo levou-nos a mudança gradativa de condutas, o que vem ocorrendo até os dias de hoje.

Sem dúvida as mudanças devem ser lentas, discutidas e inseridas com prudência para que a equipe se mantenha unida e partilhe de fato da "nova ideia".

Neste sentido, o grupo lentamente passou a ser visto por nós como uma situação em que as pessoas trocam experiências, compartilham emoções diante do milagre da vida e onde as informações são oferecidas a partir de necessidades levantadas pelo próprio grupo.

O próprio Paulo Freire, em 1986, em um dos seus livros, confessa que o primeiro caminho que escolheu para promover o encontro entre a família e a escola foram as palestras em que o conteúdo era definido a partir do que acreditava que seria importante para os pais. Analisando sua própria prática considerou esta sua forma de atuação autoritária e redefiniu sua postura diante dos grupos de pais, procurando ouvi-los e buscando na sua realidade o ponto de partida para a compreensão dos mesmos.[3]

Luterman, que trabalha com grupos de pais de crianças que apresentam algum distúrbio da comunicação, destaca que, como regra geral, devemos dar informações somente quando forem solicitadas, porque assim os pais questionam sobre as coisas que necessitam saber.[4-6]

A orientação ajuda a mãe a lidar com as dificuldades apresentadas, tanto por ela como pela própria criança.

Além disso, ressalta que o profissional deve estar sempre atento a seu próprio sistema de valores e reconhecer que os pais são singulares e que podem ter sistemas diferentes.

Na nossa opinião, o trabalho com o grupo deve levar em consideração que o fonoaudiólogo e, principalmente, a enfermagem e o médico são geralmente os profissionais que têm um contacto regular com a mãe e o recém-nascido durante, aproximadamente, um período de 36 horas, que se estende desde a internação hospitalar até o momento da alta, ou por um "longo" período, quando o recém-nascido é de risco, até o momento da sua alta hospitalar.

Alta hospitalar é um conceito consolidado na área médica, e como tal não se encontraram referências sobre tal assunto.

O médico Almeida, ao ser entrevistado, conceitua o momento de alta como sendo o estado de saúde do indivíduo que não mais exige cuidados especializados da equipe de saúde ou dos recursos técnicos do ambiente hospitalar.[7]

Como rotineiramente existe uma fase de transição entre o tratamento recebido na internação hospitalar e o estado pleno de saúde do indivíduo, normalmente ocorrerá um acompanhamento ambulatorial que dará continuidade ao tratamento até a alta definitiva. Isto vale à parturiente e ao recém-nascido sadio e de risco, sendo que estes últimos terão que fazer acompanhamentos neonatal e pediátrico segundo critérios do seu médico, pelo menos 1 vez ao mês até 1 ano de idade. Ao recém-nascido de risco é recomendado o acompanhamento do caso por especialistas da área de saúde, envolvendo o fonoaudiólogo até 2 anos de idade.

Baseando-se nesta fundamentação, definimos orientação a grupo de alta de parturientes e recém-nascidos, bem como ao grupo de pais de RN internados, como um momento de promoção à saúde, onde se busca dar as informações solicitadas pelas parturientes dentro de um ambiente rico de troca de experiências nas interações de igualdade mães–profissionais

O espaço autoritário do grupo, centralizado nas informações dos profissionais, foi aos poucos desaparecendo e abrindo-se para as "trocas entre os participantes onde o que emergia era o discurso das mães com relação aos bebês".[2]

O desenvolvimento desse trabalho respeita o princípio de promoção à saúde, adotando uma nova postura de orientação diante do grupo.

GRUPO DE ALTA DE RECÉM-NASCIDOS SADIOS

É interessante notar que os temas arrolados a partir do interesse dos pais foram basicamente os mesmos antes definidos e direcionados pelos profissionais.

As reuniões duram, aproximadamente, 90 minutos e têm como média a presença de 10 mães que pertencem ao sistema de convênio, particular e SUS. Este trabalho é realizado numa sala de palestras do hospital, em que as carteiras são dispostas em círculo, e conta com a participação de diversos profissionais da saúde, como: Ginecologista, Neonatologista, Enfermeiro e Fonoaudiálogo.

Nestas reuniões, as mães geralmente retomam os pontos que já foram comentados pelos profissionais enquanto se encontravam no sistema de alojamento conjunto.

Alojamento conjunto é entendido como um sistema de permanência do recém-nascido sadio ao lado de sua mãe no hospital. Neste sistema a mãe aprende a reconhecer as necessidades e desejos do filho, proporcionando um firme vínculo afetivo, de tal forma a favorecer o aparecimento da tranquilidade, da confiança e potência com relação àquela criança.[8]

Já neste sistema elas recebem um folheto de linguagem simples oferecido pelo hospital e que tem como conteúdo explicações quanto aos cuidados que devem ter com o bebê.

A abertura do grupo é realizada por um dos profissionais que ressalta que as mães poderão falar sobre as suas dificuldades nos cuidados gerais com seu filho e com ela própria.

A iniciativa do discurso parte de qualquer um dos elementos integrantes do grupo, podendo ser mães ou profissionais. Existe um profissional centralizador das informações para que o assunto discutido não seja desviado e que também seja finalizado.

As informações são dadas de acordo com as perguntas realizadas pelos profissionais pertinentes à área da questão ou qualquer membro do grupo que queira contribuir para a resposta: profissional e/ou mãe.

Por fim, o objetivo deste trabalho é o de verificar quais temas são arrolados pelas parturientes no grupo a partir do interesse delas. E se a mudança de postura profissional, menos autoritária e diretiva no grupo, levaria à promoção da saúde materno-infantil.

TEMAS ABORDADOS PELOS GRUPOS DE PARTURIENTES

O temas de interesse foram classificados por área, como: ginecologia, neonatologia, enfermagem e fonoaudiologia.

Ginecologia
- Alimentação da mãe no período pós-parto.
- Higiene pessoal da mãe.
- Conduta quanto às suturas, principalmente em casos de cesáreas.
- Manutenção de postura corporal adequada, como também evitar carregar excesso de peso e com esforço desnecessário.
- A necessidade da mãe de retornar para a revisão das suturas.

Neonatologia
- O bebê perde, normalmente, 10% do seu peso nos primeiros dias de vida.
- Os olhos são normalmente inchados e, às vezes, se apresentam com manchas vermelhas e secreção.
- As mamas do bebê são um pouco inchadas.
- Cuidados importantes para com o coto umbilical.
- A icterícia (o amarelado da pele), depois de 24 horas, passa a não ser mais normal.
- Mancha roxa no bumbum tem durabilidade de até, aproximadamente, 1 ano.
- Moleira: é a região mais mole dos ossos da cabeça e vai se fechando até 18 meses.
- Fratura de clavícula: este osso pode fraturar no trabalho de parto, e dentro de 10 a 15 dias ocorre a calcificação.
- Cólicas, alguns bebês têm mais que outros, e normalmente orienta-se a mãe a realizar manobras de alívio no bebê. Este novo aprendizado é mostrado na prática.
- O bebê geralmente espirra para deixar o nariz bem livre, pois até 4 meses a respiração é apenas nasal.
- Primeiras fezes da criança são escuras (mecônio), e depois tornam-se amareladas e amolecidas. É normal ficar sem evacuar até 4 dias.
- A urina deve ocorrer várias vezes ao dia.
- Usar sabonete neutro de glicerina e xampu neutro no banho do bebê, e logo após secá-lo com toalha macia. Evitar usar perfume e contato da criança com cheiros fortes.
- A criança deve tomar banho de sol pelada, todos os dias, sendo 10 minutos de frente e 10 minutos de costas, antes das 10 horas da manhã ou depois das 16:00 horas.

- Para lavagem das roupas é melhor utilizar o sabão de coco em barra e secar de preferência ao sol, além de passá-las bem. Este procedimento ajuda a evitar assaduras no bebê.
- No caso de assaduras, deve-se lavar o bebê após as evacuações ou urinar, com água.
- O bebê deve fazer o exame do pezinho para evitar doenças.

Enfermagem
- A diferença do primeiro leite e do segundo leite e a importância nutricional do leite materno.
- As mães devem começar a dar leite sempre pelo último peito que a criança pegou.
- Se o bebê ficar um período de 3 horas sem mamar e dormindo, torna-se necessário acordá-lo para se alimentar, mexendo na cabeça do recém-nascido e fazendo cócegas em seus pés.
- A criança deve ser amamentada sempre que solicitar, e depois de algum tempo o bebê adota uma rotina mais previsível e mais espaçada.
- A boca do bebê deve estar bem aberta, e o mamilo (bico do peito) introduzido nela o mais profundamente possível.
- São dadas dicas de como proteger o bico do peito das rachaduras e de higiene da mama.

Também são solicitadas informações quanto ao acompanhamento do bebê junto ao pediatra:

- A periodicidade é de, pelo menos, 1 vez por mês até 1 ano de idade.
- Antes de o bebê completar 15 dias, é necessário levá-lo ao médico para que a mãe seja orientada quanto à vacinação e crescimento do bebê.
- Evitar pronto-socorro, por ser um local de doenças e somente utilizá-lo em caso de emergência.

Fonoaudiologia
Tasca, Almeida e Servilha, fonoaudiólogas, fizeram um levantamento das dúvidas das mães que mais apareceram no sistema de Alojamento Conjunto. Normalmente estas dúvidas também são retomadas nesse grupo de alta:[9]

- O bebê pode usar todos os seus sentidos, olhar para a mãe, identificar seu cheiro, ouvir vozes (principalmente a da mãe).
- Amamentação, como sendo importante para o desenvolvimento dos órgãos fonoarticulatórios.
- Composição do leite materno e a relação com ganho de peso por parte do bebê.

- A importância do tempo de duração da amamentação e a sua relação com satisfação oral e hábitos deletérios.
- Postura da amamentação e sua relação com a tuba auditiva. O leite materno não traz infecção de orelha média, mas quando a criança é amamentada o líquido se aloja na tuba auditiva, impedindo a percepção total do som pelo recém-nascido.

A nossa experiência tem demonstrado que as mães que tiveram parto cesáreo têm mais dificuldade de deixar seus recém-nascidos mais verticalizados no ato de amamentar. Temos solicitado que os deixem o mais verticalizado possível, dentro da posição que for mais confortável à mãe, para que não vire hábito a amamentação deitada e assim causar prejuízos futuros no que diz respeito à percepção auditiva "completa" do som:

- O recém-nascido, por vezes, mesmo com os reflexos voltados para a alimentação e proteção presentes, não efetua uma boa pega, principalmente em um dos peitos. É explicado manobras de como facilitar a pega.
- A importância de se conversar com a criança em todos os momentos, como da vestimenta e banho..., e assim o bebê vai aprendendo a compreender o mundo.
- A necessidade de não dar mamadeira ao bebê, pois até 6 meses fará amamentação exclusiva e depois disso ele poderá tomar leite e outros líquidos, segundo orientação médica, através do copo ou caneca.
- Diante de fatores impeditivos ao aleitamento materno, por exemplo, mãe portadora do vírus HIV, recomendamos a mamadeira e orientamos a mãe quanto ao furo do bico, pois o melhor furo é aquele que faz gotejar o líquido que nutrirá o bebê.
- Posição e cuidados com o bebê na amamentação por mamadeira.
- Hábitos deletérios: sucção digital ou chupeta, se um deles é menos ruim à saúde da criança e quais critérios são importantes para a escolha e retirada da chupeta.
- Procedimentos e condutas que devem ser observados e tomados na recusa da mamada pela criança por mamadeira e pelo peito.
- Importância de se falar sobre a audição do recém-nascido e a existência de um exame de detecção de deficiência auditiva. São oferecidos endereços e telefones dos locais que fazem este exame na cidade, quando não é realizado como rotina no hospital no momento da alta da criança.

TEMAS ABORDADOS PELOS GRUPOS DE PAIS DE RECÉM-NASCIDOS INTERNADOS

Este grupo é semanal e apresenta a mesma dinâmica do grupo de alta hospitalar. O grupo anterior acontece mesmo sem a presença de algum profissional, porque todos falam a mesma linguagem sobre aleitamento materno e sobre as dúvidas mais corriqueiras das puérperas.

O grupo de pais de recém-nascidos internados não se realiza sem a presença do psicólogo, do médico e do fonoaudiólogo. Na falta de um destes profissionais a reunião do grupo não se realiza.

O grupo de alta de recém-nascidos sadios partilha a alegria e a certeza de uma nova vida sadia, enquanto o grupo de recém-nascidos internados partilha a insegurança, a angústia e a dúvida de que seus filhos sairão vivos do hospital. São momentos muito diferentes vividos por estes dois grupos. Já misturamos os elementos destes dois grupos e não deu certo, por compartilharem de momentos tão diferentes de vida do nascimento do filho desejado.

É um grupo rotativo, pois há mães que têm filhos em processo de alta, e outras mães que estão iniciando a caminhada de internação do seu recém-nascido. Estes momentos diferentes dos pais do grupo são muito importantes por serem uma esperança viva àqueles pais que estão no início do processo de internação dos seus filhos.

O grupo discute sobre as questões que dizem respeito ao estado clínico do recém-nascido.

Os temas mais discutidos da área médica são:

A) O que são todos aqueles aparelhos que o recém-nascido está utilizando e qual a finalidade dos mesmos.
B) Discussão sobre o diagnóstico dos recém-nascidos internados; o que quer dizer aquela patologia e/ou complicação que o recém-nascido apresenta.
C) Porque o quadro evolutivo do recém-nascido internado flutua muito, com quadros evolutivos de melhora e piora num mesmo dia.
D) E, por fim, qual será o tempo de internação do filho.

Os pais quando se iniciam no grupo têm uma necessidade muito grande de conhecerem qual é o estado clínico de seus filhos. Estas respostas são fornecidas pelo médico. Os pais choram muito neste momento, e o psicólogo é peça fundamental na condução do grupo, permitindo-lhes a ventilação de sentimentos.

À medida que o estado clínico do recém-nascido vai melhorando, começam a aparecer questões por parte dos pais vinculadas à Fonoaudiologia.

As questões que se destacam são:

A) As mães pensam que não serão capazes de amamentar, por não sentirem volume de leite nas mamas e acharem que o leite delas secou e que não voltarão mais a produzir leite.
B) Quando sentem um pouco de volume de leite nas mamas, acreditam que este não irá sustentar aquela "frágil" criança.
C) Quando é retirado o complemento alimentar do recém-nascido, por prescrição médica, as mães ficam angustiadas por acreditarem que seus filhos não sobreviverão só com o leite materno.
D) É ensinado à mãe que o recém-nascido tem um período de ajuste à alimentação: quantidades de leite materno e de complemento alimentar. A fonoaudióloga vai apontando durante a amamentação os sinais de que o RN está satisfeito e de que está suficientemente alimentado. No momento em que passa para leite materno exclusivo ele mamará a mesma quantidade ou mais calorias que o complemento, desde que toda vez que ele tiver acordado seja oferecido o leite materno.

Este é um momento importante da livre demanda. Se bem compreendido pela mãe, esta ficará mais tranquila no ato da amamentação.

Novamente explicamos à mãe que se seu filho apresentar sinais de retraimento (assunto desenvolvido em capítulo anterior), o médico e o fonoaudiólogo devem ser avisados, pois talvez haja a necessidade de retorno do complemento alimentar. Neste momento o papel de nutriz e observadora dos sinais que o filho está apresentando durante o aleitamento materno é fundamental.

O profissional da fonoaudiologia também acompanha todo esse processo, mais sistematicamente no início, e vai se afastando da mãe à medida que ela se sente segura no seu papel de nutriz.

DISCUSSÃO E CONSIDERAÇÕES FINAIS

Já, em 1989, Almeida relata em sua pesquisa que a situação de grupo favorece a troca de experiências.[10]

Neste trabalho também foi necessário uma mudança de funcionamento do grupo, que se deu muito gradativamente, parecendo, às vezes, voltar a forma de funcionamento original. Sem dúvida, é um processo lento e angustiante de aprendizagem e autoconhecimento.[10]

Esta transformação exige uma readaptação por parte dos profissionais e também das mães, que estão acostumadas a esperar que as orientações partam das necessidades do especialista.

A principal tentativa de mudança foi a busca de um diálogo sobre o conteúdo que interessava às mães, partindo das experiências vividas com seus filhos; das dificuldades e dúvidas enfrentadas nos cuidados gerais de seus bebês e de si própria.

Aos poucos, e bem lentamente, cada um dos grupos trabalhados foi capaz de buscar em seu dia a dia, nas experiências anteriores (com filhos e crianças em geral), soluções aos seus problemas; mas esperavam com frequência a confirmação do profissional para as respostas encontradas.

Nessa situação o especialista buscava evidenciar e complementar as informações necessárias.

Os assuntos que eram dirigidos e determinados pelo grau de importância dado pelos profissionais reapareceram em todos os grupos trabalhados, mas a partir das necessidades das mães, e com pelo menos um pouco mais de certeza, de que elas estão incorporando aquelas importantes orientações, visando à promoção da saúde de seu filho e delas próprias.

Acreditamos que cada uma delas também será uma importante disseminadora e multiplicadora destas informações, formando um círculo de Promoção à Saúde para a população. Isto se evidencia principalmente no grupo de pais de recém-nascidos internados.

REFERÊNCIAS BIBLIOGRÁFICAS

1. Andrade CRF. *Fonoaudiologia preventiva: discursos científicos-pedagógicos, modelo teórico e vocabulário técnico-científico.* Tese de Doutorado – USP, 1994.
2. Baptista MGG. O discurso das gestantes: o trabalho fonoaudiológico em uma experiência coletiva. In: Andrade CRF *Fonoaudiologia em berçário normal e de risco.* São Paulo: Lovise, 1996. p. 215-25.
3. Freire P, Betto Frei. *Essa escola chamada vida.* São Paulo: Ática, 1986.
4. Luterman D. *Counseling parents of hearing impaired children.* Boston: Little Brown and Company, 1979.
5. Luterman D. *Counseling the communicatively disordered and their families.* Boston: Little Brown and Company, 1984.
6. Luterman D. *Counseling the communicatively disordered and their families.* Boston: Little Brown and Company. 5. ed. 1987.
7. Almeida N. *Entrevista escrita sobre alta hospitalar* (mimeografado), 2000.
8. Viegas D. Alojamento conjunto. In: Basseto MCA, Brock R, Wajnstejn R. *Neonatologia: um convite a atuação fonoaudiológica.* São Paulo: Lovise, 1998.
9. Almeida EOC de, Tasca ST. A interdisciplinariedade no alojamento conjunto (título provisório), Prelo 2002.
10. Almeida EOC de. *Grupo de mães de deficientes auditivos: orientação fonoaudiológica.* Tese de Mestrado em Distúrbios da Comunicação, PUCSP, 1989.

Índice Remissivo

Entradas acompanhadas por um *f* ou *q* itálico indicam Figuras ou Quadros, respectivamente.

A

ABR *(Auditory Brainstem Response)*, 82
AIG (Adequado para a Idade Gestacional) 19
Alimentação
  avaliação da, 63
Alimento(s)
  oferta dos, 68
  e disfagia, 68
Amamentação
  enfoque na, 25-32
    intervenção fonoaudiológica com, 25-32
    em RNPT, 25-32
  pega correta na, 31*f*
  posicionamento correto na, 31*f*
Anamnese Familiar
  da gestante, 4
  e antecedentes, 4
    descrição resumida, 4
Antropometria, 14
Apgar
  boletim, 11*q*
  tabela de, 11
Avaliação
  anatomofuncional, 28
    do sistema estomatognático, 28
  audiológica, 79-95
    do RN, 79-95
      comportamental, 90
      EOA, 88
      EOEPD, 89
      EOET, 88
      PEATC, 82
      TANU, 93
  da alimentação, 63
  da deglutição, 63
  da disfagia, 49-70
    considerações em pediatria da, 49-70
    antecedentes de risco, 50
    clínica, 49-70
    oferta dos alimentos, 68
    realização do exame, 67
    videofluoroscopia, 49-70
  da mamada, 31
  fonoaudiológica, 28, 29-30
    ficha de, 29-30
    para RN de baixo peso, 29-30

B

BCF (Batimento Cardíaco Fetal), 9
BERA (Audiometria de Respostas Elétricas do Tronco Cerebral/*Brainstem Evocad Response Auiometry*), 82
BRNF (Bulhas Rítmicas Normofonéticas), 16

C

Capurro
  método de, 17
Conduta(s)
  de orientação, 115-124
    a pais de RN internados, 115-124
      temas abordados, 124
    em grupo de alta hospitalar, 115-124
      de parturientes, 115-124
        temas abordados, 119
      de RN sadios, 118
Consulta(s)
  de pré-natal, 8
  número de, 8
Criança(s)
  com RGE, 99-113
    orientações aos pais, 99-113
      doença de, 102
      gerais, 106

o que é RGE, 101
perguntas mais comuns, 109
posturais, 105
refluxo fisiológico, 102
sintomas, 103
sobre alimentação, 104
sobre amamentação, 107
trabalho fonoaudiológico, 100

D
DeCS (Descritores em Ciências da Saúde), 35
Deglutição
avaliação da, 63
DHGE (Doença Hipertensiva Específica da Gestação), 3
Disfagia
avaliação clínica da, 49-70
exame do paciente, 52
histórico, 51
triagem, 52
de pares cranianos, 52
em pediatria, 49-70
considerações da avaliação da, 49-70
antecedentes de risco, 50
oferta dos alimentos, 68
realização do exame, 67
videofluoroscopia, 49-70
na infância, 71-76
da avaliação, 71-76
ao tratamento fonoaudiológico, 71-76
orofaríngea, 72
avaliação fonoaudiológica, 72
condutas alimentares, 75
etiologia da, 72
sintomatologia da, 72
tratamento da, 74
Doença
de Threshold, 24
Plus, 24
DPP (Data Provável do Parto), 7
DPP (Descolamento Prematuro de Placenta), 5
DST (Doenças Sexualmente Transmissíveis), 5
DUM (Data da Última Menstruarão), 7

E
EOA (Emissões Otoacústicas), 88
EOAE (Emissões Otoacústicas Evocadas), 80
EOD (Estimulação Oral Digital), 28
EOEPD (Emissões Otoacústicas Evocadas por Produto de Distorção), 89
registro de, 90*f*
EOET (Emissões Otoacústicas Evocadas Transientes ou Transitórias), 88
de neonato, 89*f*

Estimulação
sensório-motora em neonatos prematuros, 33-46
intra e extraoral, 33-46
métodos, 35
revisão da literatura, 35
Exame Físico
do RN, 13

F
FC (Frequência Cardíaca), 16
Ficha
neonatal, 1-19
discussão teórica, 2
anamnese familiar, 4
antropometria, 14
classificação do RN, 18
exame físico do RN, 13
gestação atual, 7
história obstétrica, 7
identificação do RN, 3
método de Capurro, 17
recepção do RN, 11
tabela de Apgar, 11
trabalho de parto, 9
explicação detalhada, 1-19
das siglas, 1-19
objetivo, 2
patologias, 1-19
terminologia, 1-19
Fluxograma
dos procedimentos, 13*f*
de reanimação neonatal, 13*f*

G
GATANU (Grupo de Apoio à Triagem Neonatal Universal), 94
Gestação
atual, 7
GIG (Grande para a Idade Gestacional), 19

H
HAS (Hipertensão Arterial Sistêmica), 5
História
obstétrica, 7
descrição dos dados, 7

I
IG (Idade Gestacional), 8, 34
adequação à, 18
do peso de nascimento, 18
classificação quanto à, 18
do RN, 18

Índice Remissivo

IGC (Idade Gestacional Corrigida), 34
Infância
  disfagia na, 71-76
    da avaliação, 71-76
      ao tratamento fonoaudiológico, 71-76
    orofaríngea, 72
      avaliação fonoaudiológica, 72
      condutas alimentares, 75
      etiologia da, 72
      sintomatologia da, 72
      tratamento da, 74
Intercorrência(s)
  na gestação atual, 8
Intervenção
  fonoaudiológica, 25-32
    em RNPT, 25-32
      enfoque na amamentação, 25-32

L

LA (Líquido Ovular Amniótico), 9
LILACS (Literatura Latino-Americana e do Caribe em Ciências da Saúde), 35
Literatura
  revisão da, 35
    panorama, 35
      geral, 35
      internacional, 44
      nacional, 37

M

Mamada
  avaliação da, 31
MEDLINE *(Medical Literature Analysis and Retrieval System Online)*, 35
Método
  de Capurro, 17

N

NONAS (Escala de Avaliação Oromotora Neonatal), 52, 53*q*

O

OMS (Organização Mundial de Saúde), 25, 34
  classificação do RN, 19
    quanto ao peso, 19
Orientação(ões)
  a pais de crianças com RGE, 99-113
    doença, 102
    gerais, 106
    o que é RGE, 101
    perguntas mais comuns, 109
    posturais, 105
    refluxo fisiológico, 102
    sintomas, 103
    sobre alimentação, 104
    sobre amamentação, 107
      medidas alimentares, 107
    trabalho fonoaudiológico, 100
  condutas de, 115-124
    a pais de RN internados, 115-124
      temas abordados, 122
    em grupo de alta hospitalar, 115-124
      de parturientes, 115-124
        temas abordados, 119
    de RN sadios, 118

P

Parto
  trabalho de, 9
Parturiente(s)
  grupo de alta hospitalar de, 115-124
    conduta de orientação em, 115-124
    temas abordados, 119
PC (Perímetro Cefálico), 14
PEATC (Potenciais Evocados Auditivos de Tronco Cerebral), 82
  na pesquisa de limiar, 85*f*
  ondas registradas, 83*f*
    para adulto normal, 83*f*
  respostas de neonatos, 86*f*, 87*f*
    a estímulos tipo clique, 86*f*
    com falha, 86*f*, 87*f*
      unilateral, 86*f*
      bilateral, 87*f*
  tempos de latência, 83*f*
    em função da idade cronológica, 83*f*
Peso
  classificação quanto ao, 19
    do RN, 19
  de nascimento, 18
    adequação do, 18
    à IG, 18
PIG (Pequenos para a Idade Gestacional), 4, 19
Plus
  doença, 24
População
  infantil, 50
    disfagia na, 50
      antecedentes de risco para, 50
PT (Perímetro Torácico), 14
Publicação(ões)
  pesquisa de, 36*f*
    estratégia de, 36*q*
    seleção de, 36*q*

R

RCIU (Retardo de Crescimento Intrauterino), 3
Reanimação
　neonatal, 13*f*
　　procedimentos em, 13*f*
　　fluxograma dos, 13*f*
Recepção
　do RN, 11
RGE (Refluxo Gastroesofágico), 51, 69
　orientações a pais de crianças com, 99-113
　　doença, 102
　　gerais, 106
　　o que é RGE, 101
　　perguntas mais comuns, 109
　　posturais, 105
　　refluxo fisiológico, 102
　　sintomas, 103
　　sobre alimentação, 104
　　sobre amamentação, 107
　　　medidas alimentares, 107
　　trabalho fonoaudiológico, 100
RNPOT (Recém-Nascido Pós-Termo), 18
RNPT (Recém-Nascido Pré-Termo), 18, 34
　intervenção fonoaudiológica em, 25-30
　　enfoque na amamentação, 25-30
　　　avaliação, 28, 29, 31
　　　　anatomofuncional do sistema estomatognático, 28
　　　　da mamada, 31
　　　　fonoaudiológica, 28, 29
　　　　da sonda ao peito, 26
　　　　　desafio multiprofissional, 26
　　　　retirada da sonda gástrica, 30
　　maturação em, 38*q*
　　　do SSMO, 38*q*
　　　técnicas combinadas para, 38*q*
RNs (Recém-Nascidos), 2
　avaliação audiológica, 79-95
　　comportamental, 90
　　EOA, 88
　　EOEPD, 89
　　EOET, 88
　　PEATC, 82
　　TANU, 93
　classificação, 18
　　IG, 18
　　　adequação do peso de nascimento à, 18
　　peso, 19
　de baixo peso, 29-30
　　avaliação fonoaudiológica para, 29-30
　　　ficha de, 29-30
　exame físico, 13
　identificação, 3
　　dados, 3
　　maternos, 3
　internados, 115, 124
　　grupo de orientação a pais de, 115-124
　　　temas abordados, 122
　　recepção, 11
　sadios, 118
　　grupo de alta de, 118
RNT (Recém-Nascido a Termo), 18
ROP (Retinopatia da Prematuridade), 21-24
　complicações, 24
　tratamento, 24

S

SciELO (*Scientific Electronic Library*), 35
SDR (Sucção, Deglutição e Respiração), 33, 34
SFA (Sofrimento Fetal Agudo), 9
SFC (Sofrimento Fetal Crônico), 9
Sistema
　estomatognático, 28
　　avaliação do, 28
　　　anatomofuncional, 28
　SONAR, 94*f*
　　potência dos sons produzidos pelo, 94*f*
　　densidade espectral de, 94*f*
SN (Sucção Nutritiva), 36
SNC (Sistema Nervoso Central), 5
SNN (Sucção Não Nutritiva), 35
Sonda
　ao peito, 26
　　desafio multiprofissional, 26
　gástrica, 27*f*, 30
　　retirada da, 30
　　seio materno complementado por, 27*f*
SSMO (Sistema Sensório-Motor-Oral), 34
　maturação do, 38*q*, 39*q*
　　eficácia de técnicas para, 39*q*
　　publicações que julgam, 39*q*
　　técnicas combinadas para, 38*q*
　　em RNPT, 38*q*

T

Tabela
　de Apgar, 11
TANU (Triagem Auditiva Neonatal Universal), 93
Threshold
　doença de, 24
TNU (Triagem Neonatal Universal), 93
Trabalho
　de parto, 9

U

UTIN (Unidade de Terapia Intensiva Neonatal), 33
    técnicas utilizadas em, 36*q*, 37*q*
        com RNPT, 36*q*, 37*q*
            em periódicos internacionais, 37*q*
            em periódicos nacionais, 36*q*

V

Videofluoroscopia
    na disfagia, 49-70
        aspectos gerais, 66
        realização do exame, 67
VO (Via Oral), 33